医 画 开 天

——八 卦 耳 疗 解 密

李慧　刘晓伟　曾科学◎主编

U0314833

中医古籍出版社
Publishing House of Ancient Chinese Medical Books

图书在版编目（CIP）数据

医画开天：八卦耳疗解密 / 李慧，刘晓伟主编 . —
北京：中医古籍出版社，2023.5
　　ISBN 978-7-5152-2632-3

　　Ⅰ . ①医… Ⅱ . ①李… ②刘… Ⅲ . ①耳—穴位疗法
Ⅳ . ① R245.9

中国国家版本馆 CIP 数据核字（2023）第 042316 号

医画开天：八卦耳疗解密

李　慧　刘晓伟　曾科学　主编

责任编辑　刘　婷
封面设计　武汉市和欣图文有限公司
出版发行　中医古籍出版社
社　　址　北京市东城区东直门内南小街 16 号（100700）
电　　话　010-64089446（总编室）010-64002949（发行部）
网　　址　www.zhongyiguji.com.cn
印　　刷　三河市佳星印装有限公司
开　　本　170mm×240mm　1/16
印　　张　11.5
字　　数　110 千字
版　　次　2023 年 5 月第 1 版　2023 年 5 月第 1 次印刷
书　　号　ISBN 978-7-5152-2632-3
定　　价　96.00 元

编 委 会

主　编

李　慧　刘晓伟　曾科学

编　委（按姓氏笔画排序）

扫码关注

序 一

从"易"而论，知行合一，终悟其道。

观李慧医师《医画开天——八卦耳疗解密》一书，深感其对中医"整体观念"之深思，对"辨证论治"之熟究。世间本为一体，一花一叶，一树一木，一虫一草，一呼一吸，都是互为关联的，正如《华严经》所载"一花一世界，一叶一如来"。一朵花中可以蕴含世界之奥秘，中国哲学思维的伟大就在于此。"象思维"是传统哲学思维模式中的瑰宝，笼括了世间万物的运行变化，且化繁为简，返璞归真。

中医之源起，归于自然，人类之繁衍生息，也归于自然。《黄帝内经》载："天地阴阳者，不以数推，以象之谓也。"直观、感性的图像、符号等"象工具"可以用来揭示认知世界的本质规律。《周易》就是透过变化的现象掌握不变的规律，这就是"象数理"。《左传·僖公十五年》载："物生而后有象，象而后有滋，滋而后有数。"将抽象性与应用化辩证统一，就出现了"象思维"指导下的中医。

李慧医师结合色彩、耳疗等知识，通过"象思维"理论剖析中医内涵，直观、易懂。"言不尽意，立象以尽意"，以"象"来表述，用"象"来说明，《易经》中最基本的卦象，乾为天，坤为地，震为雷，巽为风，坎为水，离为火，艮为山，兑为泽。除了卦象之外，还有六画之象，方位之象，爻位之象，反对之象，互体之象，象形之象，"象"的演绎揭示着"道"，又合乎于"道"。

《医画开天——八卦耳疗解密》带大家进入"象思维"之世界，了解"象思维"之大道！

曾科学

壬寅年癸卯月书于广州半闲居

序 二

　　2020年12月，广东潮州，我受邀参加了李慧老师的《八卦耳疗》新书发布会，对书中的精彩片段至今读后意犹未尽，其内在的精妙之处，让人受益匪浅。2022年初接到李慧老师再次准备出一本名叫《医画开天——八卦耳疗解密》新书的消息，颇为惊喜。我被她这种不断地在中医文化和医术的道路上孜孜不倦的探究精神所感动。一个人能用心去做一件事，立行立言，并写一本好书奉献给读者，让更多的人受益，实在可敬可贺。尤其再次受邀是给这本书作序，心中不免有些忐忑不安。我怀着对易道的敬畏之心，慎之又慎地写几句心得体会，来表达作为一名普通医生对生命的关爱，对中国传统文化的自信。

　　有关《易》的书很多，如《类经附翼·医易义》云："《易》之为书，一言一字，皆藏医学之指南；一象一爻，咸寓尊生之心鉴。"张景岳故深于易者，必善于医。精于医者，必由通于《易》，故孙一奎《医旨绪余》曰："不知易者，不足以言大医。"作为《连山》《归藏》《周易》三易的内核，易学思维从五千年甚至一万年前的文明伊始，就深刻地影响了中国人的思维方式，塑造了中国人植根于本土的立场、观点和精神信仰。从本书中有关"物质、能量和信息"的章节感受最深。

我从开始当医生时就对《易经》感兴趣，易医同源。李定恩师在《易道中国方》中描述道："我们整个中华文化是心文化，而以易学为首的整个中国学术体系就是一个心学体系，中华文明是由心出发的。中国人认为，人心就是天心，就是道心。"《易经》的结构已经把这个心放进去了。李定恩师说真传一个"方"，左右、前后、上下，三位一体，六面八方，一阴一阳之谓道，人站立于立方之中，守中，才可立心。李慧老师字里行间体现出的知行合一，心就是道，易就是道法自然的真象了。

本书从阴阳两个卦爻符号入手，解释万物之间的关系，于天地之间自明其性。从八卦，到六十四卦，从低维到高维，从点到线、到面、到体，从象思维入手再到数和理占等，由浅入深，娓娓道来，需仔细品味，方得其中的美味和趣味。从养生写到治未病、治已病，并从中悟道。传统医学的精髓讲究同气相求，有求必应，异气相感，感而遂通，中和便是中国文化的核心。正如潘晓川老师所说的"中医是由道而术的医学"，道本来就存在，古人早就掌握了它。《医画开天——八卦耳疗解密》书中的好多描述和这个思想就不谋而合了，甚是惊叹。比如书中描述的"学习中医，先要领会这个'象'，这是学习中医，进而悟得中医的最佳方法"。中医治病，很多时候是拟"象"用方。症有象，方有象，药有象，穴有象，以实现"取类比象"，并且融会贯通，把治病与时间和空间结合起来，即是最高明的中医。

"望、闻、问、切，望是最高明的诊断方式，通过望便能感知到这个人身体精、气所透出来的信息。"从字里行间人们都能深刻地感受到阴阳卦爻符号和象思维被赋予的健康使命和文化担当。

柳兆银

壬寅年孟春于安徽泉水之滨

序 三

万紫千红的中医

山有玉则草木润，泉有龙则水不竭，人有仁则技术增长，智慧长明！

今有幸读到李慧医师的第二本象医学著作的书稿，不觉为其仁心巧术所触动。

第一次品读《八卦耳疗》一书，即邀请李慧医师来五经富传授其简验便廉的贴耳穴、愈百疾的手法，通过耳部的八卦分区，小小卦位调理一身阴阳气血、脏腑经络，立竿见影！学子掌握后，积极为患者服务，尤其针对胃痛、头痛、夜尿、失眠等常见病，常常一卦见效，简单易行，口碑好，大涨学子、患者信心！

在中医发展路上，尤其需要隆经重典，百花齐放的局面！明清两代文人增补《今古贤文》曰：

一花独放不是春，
万紫千红春满园。

《了凡四训》曰："见人有微长可取，小善可录，幡然舍己而从之，且为艳称而广述之！"

艳称即赞叹，广述即口笔记录，广为传唱！中华文化能生生不息，便在于不断有为民开创绝学者，为众记录传承人。

回忆这十年中医历程（2011—2022年），本人接触不少中医各家疗法，可谓群星璀璨，各有所长！

从余浩老师任之堂学到拍百会，去邪秽，升清阳，开智慧！从此打开拍打外治法之门，再接触侯秋东医师《拍打治百病》，不禁为老医师身行体证功夫叹服！

然阴阳九针更是普及深远，一针见效，不计其数。足底反射疗法更为中医热爱者打开一扇崭新医门，看到另外一条通往寿康的曙光之道！

捏脊疗法，使孩子少生病。穴位点点按按，病去一半，使家庭对疾苦不再过度恐惧，虽小术，必有可观！

周天灸成为寒疾的一张王牌。熏蒸疗法，能开鬼门（汗孔），治病起于皮毛。

张至顺老道长年百岁而动作不衰，一套八部金刚功，强身健体，从终南山到海南玉蟾宫，未尝一日懈练，展示中医之目标，不独在于消除疾苦，更远追求强肌健力，百岁有余！

如今《医画开天——八卦耳疗解密》的问世，以易象悟医，服务于民，小招法有大智慧，方寸仁心有万千妙用！这是作者对中医、对病患多年研究的心悟。

集腋成裘，聚沙成塔，希望更多慧眼识珠者来掘取中医宝藏，服务于民，体现人生价值。

忆少小时，读《千家诗》，依稀记得朱熹《春日》：

胜日寻芳泗水滨，

无边光景一时新。

等闲识得东风面，

万紫千红总是春。

注：

寻芳，即春游，喻慕道求法。

泗水，乃孔夫子出生尼山，弦歌教学泗水也。喻孔门四书五经，儒典奥秘。

东风即春风，有生发万物之能，春即仁心仁政仁术仁道！

若具活人之心愿，手中眼里皆绝技！

曾培杰、陈创涛拜读并序

壬寅年春分于五经富少年宫

2020年7月在藏区洛须镇义诊时，有位女患者右手臂疼痛不能抬举，我帮她在耳朵上贴了卦贴并做按揉后，手臂的疼痛已解除并能抬举，她又跟我说她的右手指关节僵硬弯曲不灵活。这时我想起李慧老师曾在患者的疼痛区用人体彩绘笔画卦取得了很好的疗效，何不在这位患者的四个手指背的关节上用绿色的彩绘笔画个震卦试试，取其卦义震者动也，绿色对应肝，肝又主筋，有颜色与卦象的叠加强化作用，画完后请患者活动一下右手指。这时我和患者都惊讶地看到她手指头屈伸完全没问题了，我们都被这么好的疗效所震惊，患者开心地离去后，我内心还在问我自己怎么效果这么快这么好？

2021年12月6日与一位刚开始学习八卦耳疗的朋友，去看她朋友八十几岁的妈妈，这位老人家中风后经过医院的治疗与复健，还是左手臂举不上、左手脚抬不起，走路时左脚还是拖着地。我曾听李慧老师在上课时讲六十四卦的泽雷随时，提到义诊队的一个医生用针刺与汤药治疗中风后遗症，在疗效遇到瓶颈时就在耳朵上贴了泽雷卦位，取得了很好的疗效。这位老人家个性活泼开朗，征得她的同意后，我就让朋友帮她在耳朵上贴泽雷两个卦位的异常点，以先天八卦数按揉两个卦位后，请老人家走几步路试试，老人家惊呼有效，左膝盖明显地能抬起来，左手臂也变得更灵活了，这让老人家很开心。

依样画葫芦把李慧老师的效验方搬过来用也一样是疗效杠杠的，我个人还不能解释为何显效这么快，疗效这么好时，李慧老师并没有止步于此，她好像玩得还不过瘾，一边探究民间的效验方，并尝试画"象"疗法。

民间对鱼刺卡喉咙有一种疗法，拿一碗水，上面摆一双筷子，两根筷子相交成九十度夹角把碗口隔成四个等份，让患者在碗的四份中各喝一口水，鱼刺卡喉的问题就解决。这是2019年义诊时，一位医生队友在他的急救义教课中分享的特殊方法，他当时说别问我为什么，我也不清楚，你试用就知道管不管用了。当时我觉得匪夷所思，这样就能解决鱼刺卡喉的问题？2021年10月底我参加李慧老师的课程学习，她对这个民间疗法做了她自己的解读，把碗口分成四份，四乃震卦的先天数，各喝一口水把象与数兜在一起形成雷水解卦，就产生了作用，经她这么一解释，我茅塞顿开，这民间疗法里暗藏着《易经》的理法在里面，没有易医的高人点破，自己猜破头也未必能通达。

若按李慧老师新的画象疗法，遇到鱼刺卡喉咙时在喉咙处用绿色彩绘笔画个常用的闪电的象，紧接着在它下面用黑色彩绘笔画个"水"的甲骨文，很直观的"象"形成雷水解，也会有惊喜的效果。同样的解卦以隐或以显的方式呈现都会有效果，这让人很是感叹它背后机理的奥妙。

　　上面举的三个案例的共通处是非侵入式，不像针要扎或药要喝（也许有人会质疑，摆筷子喝水的那个案例水都喝下去了，也算是侵入式吧！按象思维来看，水含在口腔内，仰头让水在喉咙转几转像漱口一样，然后吐出水也应该有解卦的作用），不像针或药会调动身体的气或液，我隐约觉得卦的作用是产生一种"能量场"，不同的卦会产生不同的场来作用影响身体，这有点像将一把铁沙随机地撒在纸板上，若纸板下放一块磁铁，铁沙在瞬间就按磁场做有序的排列，也许八卦的疗法也是类似的机理，起效快、效果好让人惊叹不已却又摸不着头脑。

　　当李慧老师把《医画开天——八卦耳疗解密》的书稿传给我，请我校读并写序时，我是实实在在被震撼到，这么快又出书了，我都跟不上她的节奏，感觉被甩到几条街外。我真诚地告诉她，审阅、建议可以，写序真的不行，我有不够格的感觉。她丢下一句话"就等你"，转眼间一个多月过去了，我的心开始不安起来，怕误了她的出书大业，只好强迫自己静心、动笔。衷心祝愿有缘遇见此书的读者，都能从书中所载老祖宗的智慧里学到易知、易道，然后将易行造福身边的亲友，这是我馨香所祈祷。

"慧生利乐根源义诊队"王铁国谨书

2022年4月18日于广东汕头

自 序

　　从老一辈口口相传的生活智慧中，处处可以找寻到中医的影子。儿时肚子痛，喝些米醋，虽然难喝，但是真的有效（现在看来，它就是酸酸的水——雷水解）；拉肚子了，喝些炒焦的米熬的稀饭也超级有效（现在看来它就是火地晋、地水师的内涵）；感冒了，煮一碗红彤彤的热汤面，汤一喝，身上一热乎，出点汗、睡一觉很快就活蹦乱跳了（这不就是"太阳欲解时"么）。对于小儿不爱吃饭，我见过农村里的老人直接拿根针往孩子手上扎出血，很快孩子就吃得香香了（这不就是四缝——脾胃的全息么）。我当时年龄小，只以为是对不听话孩子的惩罚，吓得赶紧乖乖吃饭。长大后，第一次离开父母去到省城读大学，家人担心从小脾胃就弱的我会水土不服，根据老一辈传下来的经验，母亲提前烧好一壶家乡的水让我带去，与省城的水兑着喝。我虽然不明其理，但却懵懂的照做了（这不就是"方"的水土合德么）。每年中秋大卖的阳澄湖螃蟹，为什么里面都配备有姜粉呢（这不就是防患于未然——平衡阴阳么）。酸甜苦辣咸五味中，哪个最重要？老一辈流传过这样一句话：宁可食无肉，不可食无盐。证明盐是百味之王啊，何解？中国人生活中这样的小秘方数不胜数，无处不彰显着中医智慧，虽然很多时候，人们说不出个所以然，但却被口口相传了一代又一代，沿用至今。

从小就立志要当医生的我，毕业后却深感中医临床太难了。同样一个病，怎么每个老师处方都不一样？同样是针灸，怎么门派那么繁多？让我眼花缭乱，不知如何取舍。同样一个耳全息，怎么随着时间的推进不断增多，越来越繁复？那些年，我的钱和精力几乎都花在了学各种各样的中医技术上，却不知该如何融会贯通。总之，深感学中医难、难、难！

为什么大多国人都认为中医难学、难用、更难理解？中医没有被捅破的那层窗户纸是什么？为什么古训说"不学易不可为将相，不学易不可言大医"？《易经》究竟是想讲什么？为什么古训又告诫人们学习《易经》要"玩索而有得"？如何玩？如何思？如何得？

《医画开天——八卦耳疗解密》希望通过对《易经》极简的理解来阐述易道至简的道理。《易经》本就是简单而又高级的！故而被称为群经之首，万物之始。《道德经》有云："万物之始，大道至简，衍化至繁。"所谓"至简"，就是把简单发挥到了极致，是一种生活的智慧，删繁就简，方能意味无穷。

能在生活中不刻意地得到"至简"的启示是我辈之福分。书中陈述的"易画"并不是我发明创作的，因为，它本来就存在，只是我在合适的时间借用了先人的智慧而已。

不刻意，顺其自然即创作本书的源头……

清晨，惯例打完五禽戏，孩子起床跑到跟前，"妈妈，这里还有一个蚊子包昨晚没画，好痒！其他的都消了"。说着笔已经递到了我的手上，效不更方给"红包"上画了一个解毒的"象"，她便满意地开始晨读："孔德之容，唯道是从。道之为物，惟恍惟惚。惚兮恍兮，其中有象；恍兮惚兮，其中有物。窈兮冥兮，其中有精；其精甚真，其中有信。自古及今，其名不去，以阅众甫。吾何以知众甫之状哉？以此……"

"把它写出来吧"！这个声音在我耳边久久回荡……

不是未曾想过，而是机缘未到。一是因为临床案例不够丰富，生怕误了人家；二是因为通过画"象"（立象以尽意）来调理疾病，大多数人会瞠目结舌，认为我研习《易经》"走火入魔"了，你怎么就那么喜欢标新立异呢？本人又是好面子之人，所以决心不够，只能自娱自乐。

是谁的声音在敲醒我？居然让我心潮澎湃！送完孩子上学，决定不辱使命，起笔！

要交代清楚此新法，首先一定要追溯它的渊源。尤其是这个方法常常被我的家人、朋友、同仁、学生、患者叹为观止，号称"神笔马良"。前日，有一位通过网络问诊的师姐，主诉是玄石灸关元穴后，大量排汗，睡眠得到极大改善，但是有个难言之隐，手掌、手缝起了大量水疱，奇痒无比，无法正常工作，有尝试过扎手解穴、天门透劳宫以及艾灸水疱等方法，均无效，想从我处寻得一法。我嘱其拿笔把水疱区域圈起来，再画个解毒排水的"意象符号"，让其试试看。她是上午10:40问的诊，下午14:43分反馈说痒虽没有完全消失，但已经减轻大半，可以专注工作了，并开心地分享至学习群。很多人半信半疑或者好奇，问原理是什么？甚至有非常信任她的同学准备立刻生搬硬套，被我阻止。凡物均有其两面性，可以治病，同样可以致病！这是我一直犹豫没有公布于众的第三个原因，非其人勿传，非其真勿授！

此法的源起，是一只蚊子，何故？且听我慢慢道来。曾经一位爱子心切的母亲，说她的孩子皮肤特别敏感，极易招蚊子，被叮咬之后，过敏反应严重，不但红肿持续时间长，而且遗留瘢痕。想向我求"防蚊秘方"。同为人母，并未婉拒，而是应允了，虽然当时对蚊子没有任何研究。事后，忙于工作和学习，这个口头承诺早就被抛到脑后。

老子曰："随道而行，如有神助，无往不利。"说来，有些事真的是如有神助。某个夏日的夜晚，温习完书，上床睡觉，极困，倒头不想动弹了，"嗡嗡嗡"一只蚊子却在我左耳右耳交替"凤歌鸾舞"，好不热闹，扰得我无法入眠，仍不想动弹，心想您想喝就喝吧，喝饱就撤……但这蚊子它是不依不饶啊，既不咬我，也不撤，扰得我心生烦意，坐起来想着我要怎么镇压住这只调皮的蚊子呢？瞬间，"山风蛊"在我脑中闪现，用五指山镇压住它。心里一丝窃喜，赶紧找笔画卦，贴在床头，睡觉。第二日晨起，惯性的洗漱、练功、晨读，突然想起昨晚的蚊子，咦？啥时候睡着的？在胳膊腿上仔细查找一番没有蚊子包，难道是梦？回到房间，"山风蛊"作证，昨晚一切都是真的。窃喜，但立刻提醒自己要保持"空"。这是必然，还是巧合，待大量临床验证后方才知晓，由此就开始了一发不可收拾的"易画"之路……

回想起学易的经过，最初接触《易经》只感叹于老祖宗的伟大及对老祖宗智慧的崇拜，却忽略了伏羲老祖为何被称之为"一画开天"。画卦真的只是通过符号告诉人们阴阳之道么？这阴阳爻本身就只是符号吗？经过一系列的探究和模拟画卦实验之后，我发现八卦的每个符号都具备相应的能量。我相信伏羲老祖"一画开天"所画的卦符就是在模拟沟通天地间八种基本信息的工具，从而达到"天人合一"的境界，调动天地间的八种基本能量为人所用。

八卦阴阳爻本身就源于"立象以尽意"的"象"。"象"是卦的雏形，可以调动宇宙间八种基本信息进行组合，达到治病诊疗的效果，具备沟通天地的神奇力量。只是此法对易学的象思维要求颇高，盲目的模仿和照搬非但不能治病，反而有致病的危险，因此建议先把八卦耳疗基础和六十四卦精讲象思维学好了，再来探寻此法方为正道。

这种源自自然至简的取象方式，是一种生活哲学，越简单，越高级。让人们学会从生活中得到启示，享受宇宙所赐予的高维智慧吧！

由于本书涉及的内容广而杂，难免出现表达不够精准、问题阐述不够透彻，甚至让读者不太认同的观念。欢迎各界老师给予批评指正！书中很多内容来自古代圣贤们的内证和近代科学家们的外证，不敢贪功据为己有。我只是将自己对《易经》的理解结合在中医医疗工作和日常生活中，并加以运用的粗略见解讲述出来而已。

2021年6月9日星期三
于敬道中医生活馆

目 录

第一章　象思维

第二章　信息　能量　物质

第三章　色彩疗法

第四章　耳朵的象

第五章　耳朵上的"易画"

第六章　易经与养生

第七章　"易画"天地

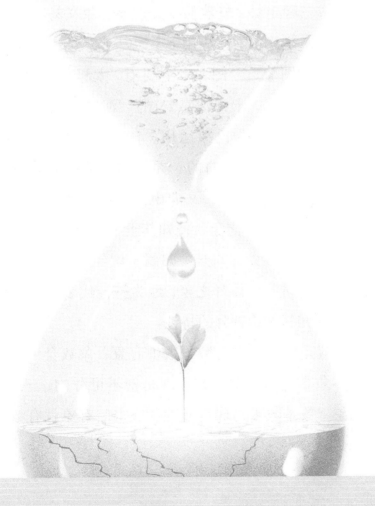

第一章

象思维

本书将从《易经》"象"的角度结合中医的辨证理论，引导大家以一个全新的视角审视中医，让中医变得更具生活智慧。《医画开天——八卦耳疗解密》这本书有幸问世，希望它能抛砖引玉，帮助想学中医又怕难学的同仁们学习了解、实践行动，悟得真道。

一部《易经》，用四个字来概括，即象、数、理、占。众多学派形成三种走势：象数易、义理易、象义易。其中"象"应用最丰富，尤其在中医应用上。"象"除爻象、卦象外，应用最广的是"图象"。"图象"主要有"太极图""先天八卦图""后天八卦图""十二消息卦图""河图""洛书"以及中药取象比类的"图象"比拟运用。比如，爻象"▬▬"所成的"象"就是断裂的、可弯曲的、柔软的、承载的等一切具有"阴"的特性的一类"象"。又如山药，见其皮黄肉白，且黄皮上有丰富的"毛发"之象，便知其土生金的特性。又如六味地黄丸，"六"数在先天八卦中归属于坎卦，后天八卦中归属于乾卦，金水同源，补肾之象；地为☷，代表阴，亦代表了"六"数，便知其滋阴补肾的特性。

八卦就是这种象中有数、数中有象、象数合一、不可分割的整体象数符号。象、数、理是密不可分的，三者并重。象是现象，数是数术，理是义理。宇宙间有象就有数、有数就有象，有象有数就有理，这足以概括《易经》之全部，因而可以通过象、数、理来进行占卜，分析过去、预测未来。

《系辞下》曰："八卦成列，象在其中矣。""是故《易》者，象也。象也者，像也。"《易经》是一部以卦象来象征事物表达思想内容的书。从这个意义上讲，《易经》可以说是一部象学之书。

到底什么是"立象以尽意"？《系辞》云："古者包牺氏之王天下也，仰则观象于天，俯则观法于地，观鸟兽之文，与地之宜，近取诸身，远取诸物，于是始作八卦，以通神明之德，以类万物之情。"此段文字说明了《易经》之所以能"通神明之德"，就是因为"观象"而得。而"见天下之动，而观其会通"更说明了《易经》的宇宙是以天地为本源的，通过取象天地而认识万物，将纷繁复杂的世界以卦画符号建立起模拟分析模型，从而可以被人们所理解、运用和传承，这就是"立象"。

我相信伏羲在画卦之前，一定经历了观象、想象、取象、立象一系列的过程，最开始的时候可能就像普通人观察事物一样，只看到了物质和表象，后来继续观察会发现无形的时间和空间，再继续观察又会发现有形和无形之间微妙的关联，以及看不见、摸不着却真实存在的事物运行规律以及信息、能量，最后才分析、总结出了阴阳、八卦、轮回等等不可思议的现象和本质，然后才通过画卦的形式尝试沟通和模拟维持宇宙运转的能量和规律，使这种能量和规律成为人类所掌握的方式方法，让人类能够更好地生存和发展。

一、什么是"象"思维

我曾经跟很多老师、同仁们探讨什么是"象思维",为什么大家要说"象思维"。我也查阅了很多资料,拜读了当代"象思维"创始人王树人老师的书籍,书中陈述:"象思维,指运用带有直观、形象、感性的图像、符号等象工具来揭示认知世界的本质规律,从而构建宇宙统一模式的思维方式。象思维将宇宙自然的规律看成是合一的、相应的、类似的、互动的,借助太极图、阴阳五行、八卦、六十四卦、河图洛书、天干地支等象数符号、图式构建万事万物的宇宙模型,具有鲜明的整体性、全息性。象思维是中华文化的主导思维,是原创性的源泉,原创性的母体,是提出和发现问题的思维。中医相关理论的形成很大程度上来源于象思维。'象思维'是人类的基本思维,也是中医学的重要思维方式。长期以来,人们在接受西方文化时,忽略了原创性的本源,中医理论的发展成了无源之水,无本之木。发展中医,只有先寻找到自我,从经典出发,进而更好地发展。"

毋庸置疑,王树人老师的诠释非常精准到位!但是今天我想阐述的是为什么我们崇尚是"象"思维,而不是"龙"思维、"鸡"思维、"狗"思维呢?要想完全搞清楚这个问题,就必须具有打破砂锅问到底的精神!

首先我查阅了《华夏汉字探源:文字之道》这本书。关于汉字的起源，书中的描述是："伏羲画卦，是中华文明的开始。文字起源于画卦，起源于易。"《易经》的核心思想到底是什么？我们可以通过下列图像来简单了解下。

"龙"的甲骨文如下（图1-1）：

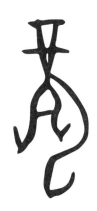

图1-1　甲骨文"龙"

龙，象形字。甲骨文中"龙"字为兽首蛇身之状。古代把龙看成一种威力巨大的神异之物，身长、有鳞、有爪、有须，能兴云降雨。它是中华民族共同崇拜的图腾，象征着慈善、力量、丰收和变化；后来也象征皇权，如"真龙天子"。

《说文解字》云："龙，鳞虫之长。能幽能明，能细能巨，能短能长。春分而登天，秋分而潜渊。"

"鸡"的甲骨文如下（图1-2）：

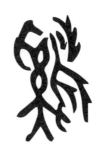

图1-2　甲骨文"鸡"

"鸡"，象形字，甲骨文中，造字的先民画出了一只昂首阔步、潇洒倜傥的公鸡形象。鸡本义指一种家禽，品种很多，翅膀短，不能高飞，雄性能报晓，雌性能生蛋。远在游猎时代，鸡就和人生活在一起了。

《说文解字》云："鸡，知时畜也。"所以我国一直有"雄鸡报晓"的说法。雄鸡报晓又称"金鸡报晓"，因为作为十二生肖的鸡，在酉时，也就是傍晚太阳落山时，会一直在窝前打转，"酉"按阴阳五行属"金"，于是便产生了"金鸡"一说。

"狗"的甲骨文如下（图1-3）：

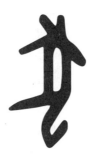

图1-3　甲骨文"狗"

"狗"，象形字，甲骨文用"犬"表示"狗"，线条简洁，造型生动，突出了犬的卷尾特征，狗是人类最早驯化的家畜，用来帮助打猎、牧羊等。

《说文解字》引述孔子的话说："视'犬'之字如画狗也。""犬"字正象狗之形。甲骨文的"犬"基本上是腹部内收、尾巴上翘，或左或右侧面"站立"的形象。

那"象"字最初是如何画的呢（图1-4，1-5）？

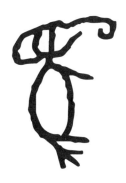 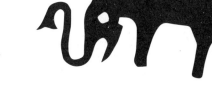

图1-4 甲骨文"象"   图1-5 金文"象"

"象"字的甲骨文和金文都是以大象的长鼻子为特征，也就是说，它的鼻子就是"立象"的根本，那么象鼻到底有什么样的特征，从而使"象"字可以作为人类的基本思维、中医学的重要思维方式的代表呢？

继续追根溯源。象形是从自然中取象造字的方法，是中国文字的基本特点，也是造字的基本方法。许慎在《说文解字》中说得精妙："象形者，画成其物，随体诘诎，日月是也。"也就是说把事物的阴阳特征画下来，然后加工、整理。

"日""月"就是典型的象形字。

甲骨文中，"象"字描画的是大象的侧面。粗长的鼻子、宽厚的身躯，体现了大象的典型特征。金文画的就是一头象，像一幅剪纸画一样。如果这幅画没有了象鼻和象牙，其象形和狗的差别就不大，可见象形就是取象于自然。把这两个象形文字放在世界任何一个地方，所有人都会知道这是大象，因为它突出地表现了大象的基本特征。

大象的鼻子与自然界的阴与阳又有着怎样密切的关联呢？中国的文字和易有着相同的起源。所谓"在天成象，在地成形。远取诸物，近取诸身"，阴阳近取诸身，世界上的人千千万，各有不同，但如果按照阴阳分类，无非就是两种：男人与女人。男人与女人最本质、最具特征性的区别是什么？

继续追溯到"性图腾文化"。图腾产生的基础是因为原始民族对大自然油然而生的崇拜，他们把自然界中的动植物，甚至是非生物当作是自己的亲属和祖先，慢慢地上升成了保护神。他们不了解自身，特别是不能理解自身的性行为与生殖现象，不知是一种什么样的魔力使自己在性交过程中如此身心俱醉，也不知是一种什么样的魔力能使妇女怀孕，并使婴儿从妇女腹中钻出来，因此产生了一种神秘的、敬畏的心理。原始人由于不懂得人类生殖的原因，见到从妇女腹中能生出一个新的生命，总认为其中有一种神奇的力量；同时由于当时社会生产力的极端低下，人就是生产力的全部，人口的多少、体质的强弱决定氏族或部落的兴衰，所以人们对妇女分娩十分重视。当有妇女分娩时都要举行隆重的祝祷仪式，要到野外去分娩，认为这可以使土地肥沃。如果妇女因分娩而死（这在原始社会是经常发生的），那么就要为死者举行英雄般的葬礼。古代许多民族都推崇生殖之神，其神像的最大特点是阳物雄伟异常；中国古代的生殖之神则多为女性，如送子观音、送子娘娘等。古代许多民族还有许多供奉的生殖偶像，除了明显地表露出阴茎或阴户外，更强调和夸张有利于生殖的身体部位和体态，如肥厚的腹部与臀部，或者表现怀孕和生殖时的体态。这种生殖偶像还常在古墓中发现，古人相信它们能辟邪并保佑后代兴旺。

　　根据以上追根溯源的推演路线，您是否对"象"思维有了新的意象呢？如果还懵里懵懂的话，就继续从《易经》文化来进行剖析。无论是八经卦还是六十四别卦，均以"乾"排行首位。乾卦象曰："天行健，君子以自强不息。"乾代表了刚健，与柔顺相对立。古语有云："天地者，万物之上下也；阴阳者，血气之男女也；左右者，阴阳之道路也；水火者，阴阳之征兆也；阴阳者，万物之能始也。故曰：阴在内，阳之守也；阳在外，阴之使也。"大象的鼻子有何特点？大象的鼻子不仅是呼吸器官和嗅觉器官，它还有触觉功能，可用来摄取食物、饮水、搬运物品和进行攻击，甚至还用来在个体间交流感情、传递信息。经过训练的象，还能用鼻子握住口琴吹起曲子来。毫不夸张地说，大象的鼻子无愧于它本身的万能工具，具有多种阴阳结合的功能。这不正是"天行健，君子以自强不息"的写照吗？另外，大象的鼻子完全是由肌肉组成，象鼻中的肌肉数量大约有40000块，而人类全身肌肉的总量才650块，肌肉通常都是依赖骨骼和关节来移动和施加力量，但是象鼻中没有任何骨头，肌肉完全取代了其作用，这不又正是"地势坤，君子以厚德载物"的写照吗？而归属于乾卦的男性生殖器不正是自强不息、厚德载物的象鼻"立象"吗？

您有没有恍然大悟、原来如此的惊叹？所谓的"象"思维，不是"鸡"思维、"狗"思维、"龙"思维，而是蕴含着"地天泰"阴阳和合最完美的"立象"之意！不得不感叹老祖宗的大智慧！

古往今来，跟"象"有关的词汇举不胜举，大家可以简略了解一下：

（1）大象。《老子》云："执大象，天下往。"大象指无形无象的生生不息之道。"执大象"就是唯道是从，即遵道而行，这样就可以通行天下了。

（2）现象。哲学范畴里，现象指事物的外部联系，是事物比较表面的、多变的方面。现象与"本质"相对，是本质的外在表现。想象一下，在原始社会，没有服装修饰的情况下，男、女不正是随时现"象"吗？

（3）想象。想象是一种特殊的思维形式，是人在头脑里对已储存的表象进行加工改造形成新形象的心理过程，能突破时间和空间的束缚。想象能起到对机体的调节作用，还能起到预见未来的作用。按照对事物的客观描述在头脑中构成形象叫作再造想象，新形象的独立创造叫作创造想象，华夏民族的祖先、三皇之一的伏羲所创造出来的八卦不正是一种创造想象吗！

（4）气象。用通俗的话来说，气象是指发生在天空中的风、云、雨、雪、霜、露、虹、电、雷等一切大气的物理现象。古小说中常常会描写一些"上知天文、下知地理"的高人，他们往往都会"夜观天象"。像《三国演义》中的诸葛亮，"掐指一算"，就知道未来哪天刮风，哪天下雨，比天气预报还准。甚至民间也流传了许多关于气象的顺口溜，例如"朝霞不出门，晚霞行千里""燕子低飞蛇过道，大雨不久就要到"，这都是古人观察气候现象总结出的规律。大家都知道，古人为了观测天象，将天空中可见的星辰划分成了"二十八宿"，东南西北四方各七宿，称为"四象"。"四象"与"五行"相配合，东方青龙，属木，色青；南方朱雀，属火，色赤；西方白虎，属金，色白；北方玄武，属水，色黑；再加上中央属土，色黄。古人由此认为，天上有青、赤、黄、白、黑五色云气横亘天空。

（5）形象。形象是指外部形态、外观表象，就是人们形象思维中的形象，它是人们对社会生活进行艺术加工所创造出来的具有一定的思想内容和审美意义的有形或无形的图、象。文艺作品中的形象，通常以人物形象为主。各类艺术由于所采用的塑造形象的材料和手段不同，所以有的形象具有直观性，如绘画、雕塑、戏剧等；有的形象不具有直观性，如文学、音乐等。这些形象都能使人本身以及周围的信息能量受到不同的感知变化，如形象的"易画疗法"和"音乐疗法""色彩疗法"等。

（6）象征。象征为用具体事物表现某些抽象意义。不可见的某种物（如一种概念）或可以看见的象征的标记，用来表示某种特别意义的具体事物、迹象、特征等，比如爻象、卦象。

（7）象棋。象棋也叫作中国象棋。现在很多家长送孩子去学围棋和象棋，可你们知道为什么棋盘是方的，棋子是圆的吗？这是因为围棋和象棋来源于《易经》，永恒不变的是棋盘，变化无穷的是棋子，下棋的规则是不变的，下棋的手段是千变万化的，而且这世上就没有完全一样的棋局。古人用这两样游戏道具教出了无数英雄豪杰，正所谓人生如棋。

那么多由"象"所衍生出来的词语，有没有加深您对为什么是"象"思维的理解呢？这个"象"具有无法取代性，是最基本、最形象的人类思维方式的最高体现。《易经》是包罗万象的，说来很幸运，我发觉了《易经》中最简单、易懂的"象"思维不是开启《易经》唯一的解密钥匙，但却是最适合学习《易经》的简便法门。凭借这个简便法门，八卦耳疗团队不仅研究出耳疗运用的简易之法，还借老祖宗的智慧发现了《易经》原来可以画着玩（以后都简称"易画"疗法）。本书将引领大家一起来学习和交流易经八卦的"象"思维，以及分享八卦耳疗之"易画"疗法的探索过程。

二、如何"立象以尽意"

子曰："书不尽言，言不尽意。然则圣人之意，其不可见乎？"子曰："圣人立象以尽意，设卦以尽情伪，系辞焉以尽其言，变而通之以尽利，鼓之舞之以尽神。"我理解孔子的意思是：书写是不能完全表达作者所要讲的话，言语是不能完全表达作者的心意，那么圣人的心意，难道就不能被人们所了解？孔子又说：圣人树立象数的规范，以竭尽未能完全表达的心意，使人因象以悟其心意，设置六十四卦以竭尽宇宙万事万物的情态，复系之以文辞，以尽其所未能表达的言语。是故"形而上者谓之道，形而下者谓之器"。最佳"尽意"的方式就是"立象"，"立象"就是形而上的大象之道。

"象"大致分为两类：

（1）第一类是物象或自然之象，是万事万物表现出的诸如形状、颜色、质地、性质、构成、声音、气味、味道乃至感应、习性等自然征象，中医的望、闻、问、切四诊，本质上就是以所感的"象"为诊疗依据的。

1）如右图（图1-6），您看到了什么象？

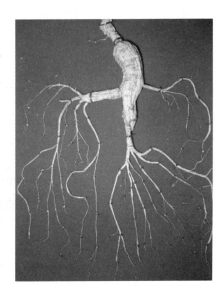

图1-6　人参

它长得像人，与"人身"发音相似，又因为人参的芦、纹、体、艼、须与人身上的头、肩、身体、胳膊、腿相对应。它俨然是一个完整人体的构造。通过中药取象比类的"图象"比拟运用，即知食之可大补元气，益气回阳固脱。人参单匹叶子由五枚复叶组成，它依靠叶子来获取能量，维持生长，这与人手五指的作用相同。人参的红色果实形状与人的肾脏形状相同，并且在人参的果实内有两粒种子，种子的数量、形状与男性的睾丸相同。还有一个神奇的现象，人参的种子在自然传播过程中，从首次脱落到次年破土发芽的时间约为270多天，这与女人孕育胎儿的时间近乎相同。"人参"与"人身"似乎在大自然的鬼斧神工下，有着异曲同工之妙。

2）如下图（图1-7），您肯定知道它是核桃。

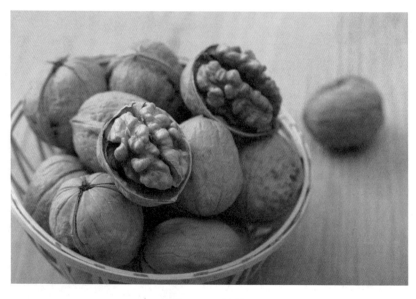

图1-7　核桃

核桃，被人们认为具有健脑、补肾的作用。在没有营养成分检验仪器的时代，古人如何得知核桃的功效？就是通过大"象"而知其性。核桃外形似人体大脑，外壳类似坚硬的脑壳骨，两瓣核桃仁就似人的左右脑，故知食之可健脑；肾主骨，生髓通脑，故食之亦能补肾。每日酉时食用六个核桃，补肾益脑事半功倍。

3）中医认为玫瑰花（图1-8）具有疏肝解郁、活血化瘀、理气养血的功效。一般最好是凌晨太阳还没出来或者刚出来的时候，取含苞待放状态的花朵最佳。为什么？现在可以把"河图"的图像呈现出来，凌晨太阳还没出来或刚刚出来正好是东方震木，四象中"少阳"之象。

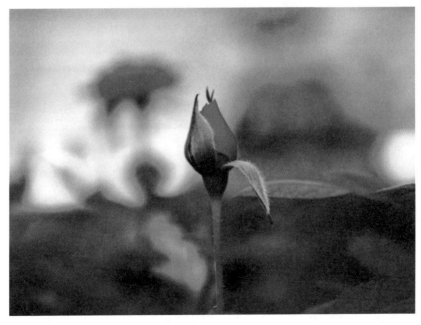

图1-8　玫瑰

4）红彤彤的剁椒鱼头（图1-9），见其图如闻其香食其味，让人垂涎欲滴。好的中医不但擅用药材，而且擅用食材治病。红色为火，火生脾土，这样色系的菜更容易调动食欲，使人胃口大开，针对脾胃虚寒、纳呆的人群可适当选用红色辣椒或甜椒、番茄等搭配菜系。

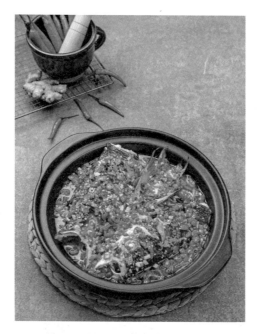

图1-9　剁椒鱼头

以上都是生活中呈现出来的诸如形状、颜色、质地、性质、气味、味道等让人直观感应到的"象"。

（2）第二类是人为模拟的象。《易经》之所以能"通神明之德"，就是因为"观象"而得。"是故《易》者，象也；象也者，像也"。"像"就是相似，说明《易经》的卦象，就是仿拟天地万物的形象而来。圣人见天下万事万物无比繁杂，因而模拟自然界最基本的天、地、水、火、雷、风、山、泽等要素的基本形态或特征，归纳为八个基本卦。再以八卦相互组合，推演成六十四卦，以象征万事万物所适宜的"象"，以及象与象之间的关系。

1）☰：乾三连，代表了自然界中的天。阳代表了变化的、积极的、向上的、刚健的等同类特性的事物。三阳爻代表了天是无时无刻不在变化之中，任何一个层面都是在积极地变化，周流不息的，象征着自强不息的君道，象征着坚硬的物体，也象征着变化莫测的人际关系！从中国文化的角度可以用"至大至刚""刚直不阿""刚愎自用""刚则易折"等来进一步理解乾卦之道。

乾卦在中医里可以指代头颅、骨骼、男性等，头颅是人的天，骨骼就是人体最坚硬的物体，男性相对女性而言更具阳刚之性。

2）☷：坤六断，代表了自然界中的地。大地相对天的变化而言，是相对稳定的、静止的、厚重的，象征着厚德载物的品德，象征着柔软的物体，也象征着稳定和谐的人际关系！从中国文化的角度可以用"海纳百川""心宽体胖""柔能克刚""顺德者昌，逆德者亡"等来进一步理解坤卦之道。

坤卦在中医里可以指代能够承载五谷的脾胃，此外坤卦看上去很像排列整齐的腹肌，所以指代柔软的腹部。宰相肚里能撑船的坤德，也正是佛家、道家一直追求的"空"的状态。

3）☱：兑上缺，代表了自然界中的泽。从乾卦演变来看，天上发生变化，有云聚集，即将下雨，下雨了才能润泽万物；从坤卦演变来看，地下发生变化，即地气上升为云（阴）的过程，地气如何才能上升为云？看卦象，取象于自然便知晓答案了。此卦亦象征着太过于刚强，便容易遭受损伤，从中国文化的角度可以用"满招损，谦受益""损上益下""说一不二""谈笑风生"等来进一步理解兑卦之道。

兑卦在中医里可以指代口和创口，口的象就是上下嘴唇为阳，兑端缺口为阴，创口亦是如此。

4）☲：离中虚，代表了自然界中的火。太阳照射，地面温度升高，地球周围的大气是从太阳那里得到热量的，但空气增温不是直接靠太阳辐射，而是靠地面辐射。空气中的水汽、尘埃等对太阳辐射吸收能力很差，对地面辐射的吸收能力却很强。通俗点说，太阳先晒热地面，地面再放热，使空气温度增高，就是离卦的象。从乾卦演变来看，太阳想要温暖人间，就必须依靠地面的辐射，所以中间为阴；从坤卦演变来看，大地要回暖，就必须要释放储存的阳气（收藏的能量），使空气温度增高。象征着中空状态，只有天、地之间无障碍，才能阴阳和合，三阳开泰，温暖人间。从中国文化的角度可以用"心花怒放""洞若观火""心明眼亮""万家灯火"等来进一步理解离卦之道。

离卦在中医里可以指代目，上下阳爻分别代表了上下眼脸，中间阴爻就似火眼金睛。

5）☳：震仰盂，代表了自然界中的雷。从乾卦演变来看，天上打雷通常发生在空气极不稳定时，强烈的向上对流运动（地气上升）使云层形成高耸的积雨云（阴爻）。天上的云有的是正极，有的是负极，两种云碰到一起时，就会产生闪电，同时释放出很大的热量，使周围的空气受热、膨胀，引发出强烈的爆炸式震动。从坤卦演变来看，地震又称地动、地振动，是地壳快速释放能量过程中造成的振动，其间会产生地震波的一种自然现象。从中国文化的角度可以用"电闪雷鸣""雷厉风行""震天动地""蠢蠢欲动"等来进一步理解震卦之道。

震卦在中医里可以指代足，象征着下焦阳气充足的状态，犹如壮实的树根。俗话说："人老腿先老，养生先泡脚。"

6）☴：巽下断，代表了自然界中的风。从乾卦演变来看，天下面发生变化即刮风。风为无孔不入的阴邪，是地球上的一种自然现象。它是由太阳辐射热引起空气的流动，从而产生。从坤卦演变来看，刮风是除了地本身不会动，地上的空气、花草树木等都会因风而变化的现象，从中国文化的角度可以用"春风化雨""风和日丽""寒风刺骨""顺风耳"等来进一步理解巽卦之道。

巽卦在中医里可以指代股和肩，是风寒湿邪最易侵袭的部位。同时也象征着上实下虚之象，如久坐之人，下焦静止不动，上焦思虑过多，中焦暴饮暴食等。

7）☵：坎中满，代表了自然界中的水。从乾卦演变来看，坎卦是地气上升为云、天气下降为雨的一个过程。只有天是不变的，上面（云）下面（雨）均在变化，坎卦象征着水惠及天下苍生百姓。从坤卦演变来看，地是不变的，地中的水却在生生不息地流淌着（变）。从中国文化的角度可以用"外柔中刚""绵里藏针""滴水穿石""上善若水"等来进一步理解坎卦之道。

坎卦在中医里可以指代耳朵，代表了耳根清净，由耳根统摄六根。坎卦象征着内实外虚之象，象征着脊柱与两侧膀胱经之象；还象征着上面乳房（阴爻）下面生殖器（阴爻）等。

8）☶：艮覆碗，代表了自然界中的山。从乾卦演变来看，天本身不变，大地发生了变化，正在逐渐增厚，离天越来越近，这就是山。从坤卦演变来看，地是静止不变的，大地上面有一个向上的凸起，这就是山；山是趴在大地上的，同时山是会变化的，火山会喷发，高山会落石，雨雪会冲蚀山体，山上的植被一年四季都有变化，因此山的卦象就是会变的山体趴在大地上。同时，都说高山仰止，景行行止。河流碰到山就要绕着山体走，因此艮卦也代表了停止的意思。从中国文化的角度可以用"东山再起""稳如泰山""永无止境""适可而止"等来进一步理解艮卦之道。

　　艮卦在中医里可以指代手,很多人难以理解,想象一下,娃娃机的抓手是否和这个卦象特别像?艮卦在中医里也代表了停止、消除之象。

　　以上卦象,正是伏羲老祖宗经历了观象、想象、取象一系列的过程,才通过这种"立象以尽意"的八卦卦象形式模拟宇宙间万事万物,将其分为八大类,从而也能通过画卦模拟同气相求的自然之象,调动形而上的信息能量为人们所用。

　　八卦耳疗的成形、定位正是一种人为模拟的象。在小小的耳朵上模拟出八卦、洛书的高维能量场,让耳疗删繁就简,效如桴鼓(图1-10,图1-11,图1-12,图1-13)。

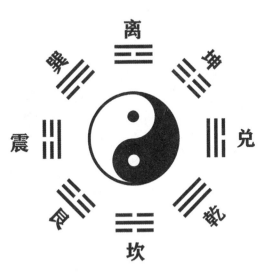

图1-10　后天八卦

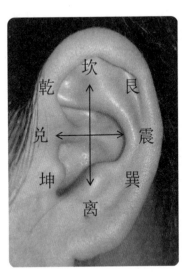

图1-11　耳八卦图

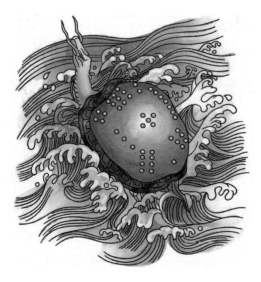

图1-12 洛书

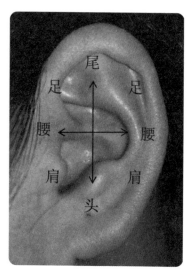

图1-13 耳洛书图

八卦耳疗的临床诊治，尤其研学班的"易画"疗法更是对经典研习、体悟、取象的最佳体现。

这点凡是学习并运用过八卦耳疗在临床诊治方面者，就会深有体会。其精髓所在，就是通过患者主诉直接取象布卦。

案例一：一位30余岁女性患者，自诉咽干似冒烟。取象为润燥之意，用坎离或者坎兑就可以解决（图1-14）。

案例二：一位50余岁阿姨，在家自行热敷药包，由于时间过

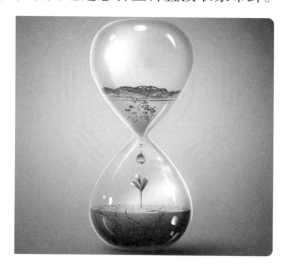

图1-14 润燥之象

长，导致肩颈以及手臂被烫伤，不能触碰，灼痛难耐，前来就诊。取象为清热之意，我便拿起笔予局部画上"清凉的水流"之象，画上后便去隔壁病房扎针，不到一分钟便听到阿姨大喊："哎呀，李医生，这是什么疗法？现在怎么感觉清清凉凉的，没有明显灼痛感啦？咦，居然还可以用手摸了！"说完还不忘自我怀疑（图1-15）。

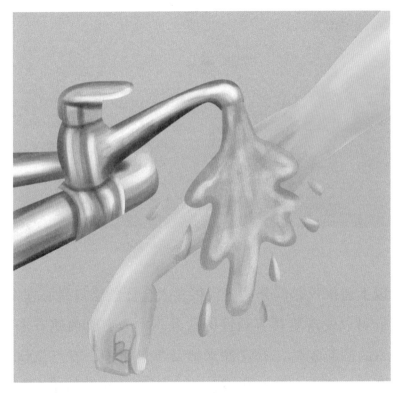

图1-15　冷却之象

案例三：一位60余岁阿姨，自诉抽筋三年有余，扎针、服中药、按摩都没解决，经人介绍知道我有"神笔"之名，故特来求画。我用手触诊其小腿部，考虑寒则凝滞，拿起笔在小腿部画上一个温暖的"太阳"之象，取温经通络之意。嘱其回家，沐浴后自行继续画上，三天后再来复诊。第二天就收到反馈，抽筋次数以及程度有所减轻，一直持续画上半个月，至今半年再无抽筋现象出现，收效满意（图1-16）。

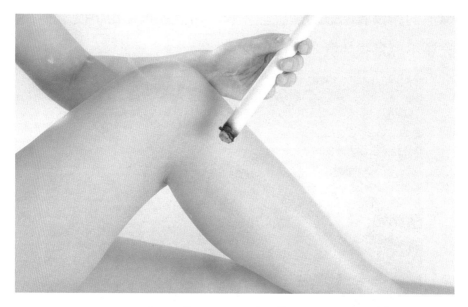

图1-16　温通之象

以上还仅仅是部分病案，很多人会怀疑这只是心理作用，但我们可以发现更具直观性的取象。本人右脚内侧有个直径约1cm的凸起疙瘩，有点像水疱又不是水疱，有点像鱼子又不是鱼子，反正与我共生共长二十余年，不痛不痒，相安无事，和平共处。直到2021年春节前，它开始刺痛而且在迅速长大，洗脚触碰不得。不得已，给它画上一个"止痛并让它消失"的意象，就这样连续画了一周，其余时间没有特别关注。再与女儿一同泡脚的时候，当女儿问及："妈妈你那个疙瘩还痛吗？"我这才想起来用手捏了一下，完全不痛了！效不更方，持续半个月发现它有萎缩的趋势，自己暗喜。治疗持续大概一个月，这个直径约1cm的疙瘩居然像变戏法一样完全萎缩了（图1–17，图1–18）。

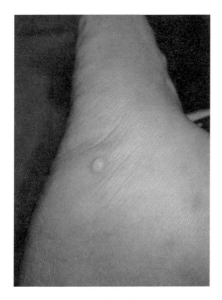 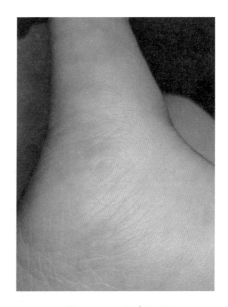

图1–17　治疗之前　　　　　　　图1–18　治疗之后

"立象以尽意"，"象者，像也"！

三、象思维运用

1. 象思维与中医

万物皆有"象"，按同象同类的原则，由一般到个别，从已知推导未知，以类万物，中国古代圣贤即是以这种演绎方法来认识世界，建立了整个传统文化体系。中医是传统文化中的瑰宝，中医学中亦有"象"。古人发现，人与万物皆在天地间，其实人和天地自然并无二致。天地是一个大宇宙，人身亦是一个小宇宙。《灵枢·本脏》指出："视其外应，以知其内脏，则知所病矣。"《素问·阴阳应象大论》则进一步介绍了透过外表现象认识疾病本质的方法："善诊者，察色按脉，先别阴阳；审清浊，而知部分；视喘息，听音声，而知所苦；观权衡规矩，而知病所主。按尺寸，观浮沉滑涩，而知病所生；以治无过，以诊则不失矣。"这就是中医最常用的象思维方式——司外揣内法，其依据就是模拟天地万物之"象"。而《黄帝内经·素问》所指出的："天地阴阳者，不以数推，以象之谓也。"正所谓"医易同源"，这个源就是"象"。

藏象学说是中医理论的核心，"藏象"二字从字面上就反映了其思维方式的特征。中医学以五脏为核心的藏象学的建立主要是受五行观念的影响，五行、五脏是《黄帝内经》最具典型意义的象数模型。《素问·五脏生成》指出："五脏之象，可以类推。"《素问·金匮真言论》以取象思维方法，提出了"五脏应四时，各有收受"，详细阐述了五脏之象与万物之象相应。《灵枢·九宫八风》也是运用取象思维方法，以后天八卦定方位，论述太一游宫规律，以及太一游宫所致正常、异常气候变化，八风侵害人体的不同特点，说明顺应自然、人与自然统一的重要性。学习中医，先要领会这个"象"，这是学习中医，进而悟得中医的最佳方法。中医治病，很多时候是拟"象"用方。证有象，方有象，药有象，穴有象，以实现"取类比象"。并且融会贯通，把治病与时间和空间结合起来，即是最高明的中医。人体脏腑深藏于体内，虽然在人死后可以"解剖而视之"，然而解剖只能观察到尸体的脏腑形态，而对活体脏腑功能的"气象"活动是难以知晓的，常言道"人活一口气"。"取类比象"，是中医独有的思维模式，是精通中医的关键。把"象"悟透了，万事万物都可产生联系。天地万物莫不有象，透过"象"去感悟中医，是人们深入学习的捷径。

古代医家运用"象"思维方法，结合解剖知识，建立了藏象理论，对人体脏腑的形态、性质、功能等进行了全面的认识和探究。

2. 象思维与中药

中医认为：物从其类，同形相趋，同气相求。中药离不开"取类比象"思维，千万不能只依赖仪器检测出的药物成分来按药理作用使用，那就太大材小用了。

比如，诸藤皆缠绕蔓延，纵横交错，无所不至，如同人体的脉络之象，故有通络散结之效。临床可治疗久病入络，如络石藤、忍冬藤、葡萄藤、鸡血藤等皆有同样的功效（图1-19，1-20）。

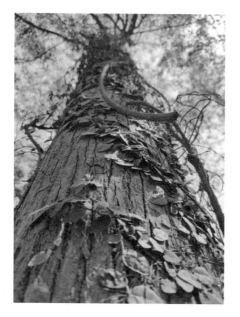

图1-19　藤类

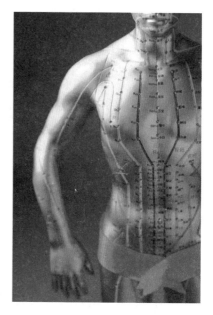

图1-20　脉络

　　牛膝其节如膝，故可治膝关节病；杜仲多筋且坚韧，则可强筋骨（图1-21，1-22）。

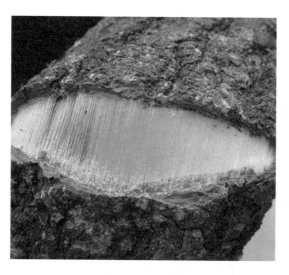

图1-21　杜仲

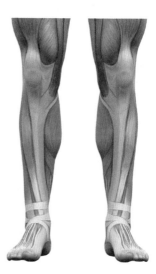

图1-22　筋骨

蝉在白天于树上鸣叫不休，到了晚上就安静了，故蝉蜕可治小儿夜啼；乌龟的头善伸缩，故能治好脱肛、子宫脱垂；芦根的根居于水底，性凉善升，可利湿利尿，更善滋阴养肺，还可清上焦之热；核桃仁酷似人体大脑，故以之补脑；冬瓜子依于瓤内，瓤易溃烂，子不能淹，则其能于腐败之中，即善用于气血凝败之症；朱砂禀南方赤色，故能通于心，能降无根之火而安神明，属色质相同而相通。

"象思维"的思维方法对中药学理论有巨大贡献，古人采用这一方法便可大致辨识出药物的药性与归经，并结合临床总结出丰富、有趣又便于记忆的药物"象思维"理论。其推理基础是，事物外在征象上的相似或相同，意味着其性质上的相近或相同。因此，人体某些部位发生疾病时，可以借助自然界植物、动物或矿物等的相应部位进行模拟取象，来达到同气相求的作用。

（1）中药质地决定性味：比重大的物质下行沉降，比重轻的物质上行升浮。所以，质地重的中药有下行沉降的作用，如矿物类药物；质地轻的中药有上行升浮的作用，如某些植物类药物。同样是植物类中药，拿独活和葛根来说：独活质地沉重，故而能治疗下焦腿脚部的疾病；葛根质地较轻，故而能治疗上焦颈部的不适，皆为取其"意象"。

（2）中药的类别决定性味：例如虫类药善飞行，或善疏土，或善游水，或善爬行，总之是擅长走窜，因而虫类药大多具有祛风通络之功效。果实是营养物质的汇集，故而，大多数果实类中药都有补益作用，依然是"意象"。

（3）中药采集时间决定性味：中药的品种繁多，除少部分为人工制品外，绝大多数取自天然的动物、植物和矿物。掌握中药采收和贮存的时机，对于保证中药的品质是极为重要的。不同季节采收的中药就能入不同的脏腑。四季和长夏为五脏所主，春为肝所主、夏为心所主、长夏为脾所主、秋为肺所主、冬为肾所主。孔志约有云："动植形生，因地舛性；春秋节变，感气殊功。离其本土，则质同而效异；乖于采收，则物是而时非。名实既虚，寒温多谬。"我们的祖先在长期的生活实践中，积累了丰富的经验和知识。中药之所以能够治病，主要决定于其性味，即现代所谓的有效成分。所以，中药的有效成分是中药防病治病的物质基础。而有效成分的质和量与中药材的采集季节、时间和方法有着十分密切的关系，这是大自然生物钟的"意象"。

（4）中药的颜色决定性味：有些药物颜色单一，而五色为五脏所主，不同颜色的药物能入不同的脏腑，具体来说：白色入肺、黄色入脾、红色入心、青色入肝、黑色入肾。比如，熟地黄为黑色，就可以入肾；朱砂为红色，就可以入心等。这是大自然色彩的"意象"。

（5）中药的生长环境决定性味：古今医家都喜欢道地药材，原因就是其疗效可靠。什么是道地药材？道地，就是地道，即功效地道实在，确切可靠，俗话说"一方水土养一方人"也是这个理。道地药材就是指在特定自然条件、生态环境的地域内所产的具有特殊性味、疗效的药材。道地药材有甘肃的当归，宁夏的枸杞子，四川的黄连、附子，内蒙古的甘草，吉林的人参，山西的黄芪、党参，河南怀庆的牛膝、地黄、山药、菊花，江苏的苍术，云南的茯苓、三七等，这是空间上的"意象"。

（6）中药的炮制决定性味：大黄本为治疗下焦病证的药物，酒制后可清上焦之实热；柴胡、香附经醋制后有助于引药入肝，能更有效地治疗肝经疾病；小茴香、橘核经盐制后，有助于引药入肾，能更好地治疗肾经疾病。麻黄生用解表作用较强，蜜炙后解表作用缓和，而止咳平喘作用增强；蒲黄生用活血破瘀，炒炭能缩短其出血时间和凝血时间，这是模拟五味的"意象"来改变药物的靶向。

3. 象思维与针灸穴位

腧穴的发展到目前为止，已经有正经经穴300多个，奇穴400多个。这些穴位在针灸临床上起着重要的作用，但有关解释穴名意义的文献，现在已经较为少见。关于腧穴穴名的渊源，由于年代久远，目前已很少有人能逐一地解释清楚。但是可以推论，古人命名腧穴是遵循着一定的方法和事物为依据的，也就是取象。

古人观察到经脉内经气的作用和影响，有和流水相似的地方，因此就用自然景象来比喻腧穴的功能而制定名称：将经气所入处的穴位命名为海、泽。例如手太阴经的合穴，命名为"尺泽";手太阳经属小肠，其经气所入之合穴，命名为"小海"，将经气深集处的穴位命名"渊、泉"。例如手太阴经之原穴，由于脉气大会于此，博大而深，故名"太渊"；足少阴属肾为水经，故命经气深集之郄穴为"水泉"。经气通过比较狭窄处的腧穴名为沟、渎，如手少阳所行之经穴"支沟"，在腕后三寸两骨之间，手腕属上肢，"肢"字古与"支"通，经气行过此穴，狭窄如沟，故名。经气通过比较表浅处的腧穴名为池、渚，例如手少阳经在手背部的"阳池""中渚"等。门、户比喻经气出入之处，如肝魂出入的腧穴称为魂门，肺魄出入之处为"魄户"。经气留住而深居之穴位，称为堂或阙，如心神留住之处有"神堂"，心气募聚之处则称为"巨阙"。还有象征腧穴所在处骨肉起陷的命名方法：凡隆起的比作山、陵、谷，低陷的比作溪、墟。腧穴位置在上的比喻为天，位置在下的比喻为地。这些都属此法范围，不逐一举例。

针灸学是我国中医学体系中最具特色的学科之一，穴位名字往往都很好听，但又很难记。如利用天体地貌命名的日月、上星，参照动植物命名的伏兔、鱼际、犊鼻、鹤顶，借助建筑物命名的天井、印堂、巨阙等，下面列举部分从象的角度来解读穴位名称由来的实例：

（1）地仓：地，指土地所产之谷物。仓，仓廪，仓库。意为口腔犹如谷物的仓库，用来收纳粮食，临床常用于口角歪斜、流涎等。

（2）人中：人之水沟穴，在鼻下口上。天气通于鼻，地气通于口，穴居其中，故曰人中。或曰：人有九窍，若每一窍用一表示，人中以上，耳、鼻、眼皆为双窍，共六窍，组成八卦中的坤卦；人中以下，口、肛门、外阴皆为单窍，组成乾卦。乾、坤二卦组合后，形成泰卦，表示天地交泰，吉祥亨通，即天地阴阳交合、万物生养之道。乾卦和坤卦之间，如同天地交界处，人的九窍表示天地，故天地之间就是人中了。由于人的鼻孔呼吸吐纳，与天气循环，通天气；人的口食地上五谷，与地气循环，通地气，这样天地之形与人通过气交，气交则物通，是天地、人事之泰，故人中为急救穴，可以迅速接通天地之气。

（3）兑端：穴在上唇的中间凹陷处，嘴巴之上方。上、下嘴唇分别为阳爻，形似兑上缺，故名。

（4）承浆：承，承受，承担。浆，口中之浆水。指其可以承受口中之浆水而言，所以此穴常常用于中风后遗症或流涎之症。

（5）山根：鼻子就是面部的一座山。山根穴是人体的经外奇穴，它的位置在面部，双眼内眦连线的中点处，也就是平行于眼睛的水平线与鼻子的交点处，也就是在鼻子这座山的根部，所以非常形象叫作山根穴。

（6）迎香：迎，迎接。香，芳香，谓其功能通鼻塞，知香臭。

（7）血海：血，指气血。海，百川皆归之处。血海者，方其可以统血、摄血也。太阴为多血少气之脏，又与多气多血之阳明为表里，故可以治月经不调、贫血等。

（8）养老：养，奉养。老，年老，年迈，故可治老年阳气不足诸病症，如视物模糊、筋骨酸痛等。

（9）睛明：睛，目睛，指穴所在部位及其主要作用对象为眼睛也。明，光明之意。此穴为太阳膀胱经的起始穴，意为眼睛接受膀胱经的气血而变得明亮、光明，故临床用于各种眼疾。

（10）通天：通，通达，通畅；天，指天部。通天，指通达脑部元神之处及通达肺所在之处。故能开通肺窍，通乎天气，用治鼻塞、鼻衄、鼻渊或头晕、头痛、脑血管疾病均有效。

（11）涌泉：涌，涌出，上涌。泉，水从窟穴而出。言经气如泉水之上涌，功能通调水道也。穴居足底，经气自下而上，正如涌泉之象也。

（12）风市：风，风邪。市，集市，集聚。此穴既为风邪多集聚的地方，又能驱散风邪，亦为治风之要穴，临床多用于下肢痿证、痹证。

（13）命门：命，指生命，重要之意。门，出入通达之处。指其为生气出入通达与维系生命之处。穴在两侧肾俞之中，以内外相应而得名。

（14）神阙：神，指人之元神与脐神。阙，宫阙，又同缺，意为元神出入之处与所居之宫阙。脐神亦指人身之元神，脐为腹之缺，故神阙有如元神出入之缺口。

4. 象思维与中国画

除了藏象、中药、穴位等中医方面运用了象思维外，还有最具中国特色的中国画。象，是中国绘画的源头，"象"是自然的、直观的、感性的符号，绘画中的任何一种笔墨形式都离不开大象中的具象，在具象中幻化虚实，形成象的无限意境，从而回到自然的象中。没有象思维，很难欣赏或者领略中国画的魅力，中国画最高境界就是能带赏画者到达某种意境。"言"和"立象"都是为了"尽意"，但在中国书画史上很少有人能够达到这样的境界，凡是能够流传千古的基本上意境到了一定境界。"立象""尽意"是人们对"象"的追求，并通过"象"来达"意"。如果某一时刻象思维能够穿越时空，领略创作者创作当下的意境，当时就会有种只可意会、不可言传的妙不可言的感觉。

5. 象思维与书法

书法的立意就是让人从内心真正爱上书法这种艺术形式，甚至影响自己的一生。这就需要书法老师设计的课程，能结合甲骨文、结合历史、结合《说文解字》等。只有这样，书法学习过程中，才能被中国传统文化的博大精深潜移默化地感染，才会主动去发现书法背后还有更广博的内容等着人们去探索、追寻，而不是一味地强调书法的技。从学习的角度解释，学习书法的立意是感受到中国传统文化的魅力，从而激发学习热情，表现出来的象就是不断地"立象以尽意"，而不是单调的重复，为了写而写。因为有了"意"，书法才能传神，文字的力量才能得以彰显，在不断练习的过程中才能去逐步产生自己的理解，结合书写技巧，才能真正做到下笔如有神助。

中国文化中的象思维有很多，在中国传统文化中最重要的有两大应用，一个是象和易的结合，另一个就是象和医的结合。而这两个结合所产生的思维一直影响到今天人们的认知系统。《医画开天——八卦耳疗解密》希望能借助"立象来尽意"，将象与易、医相结合，更浅显易懂的还原"象"的雏形。

第二章

信息　能量　物质

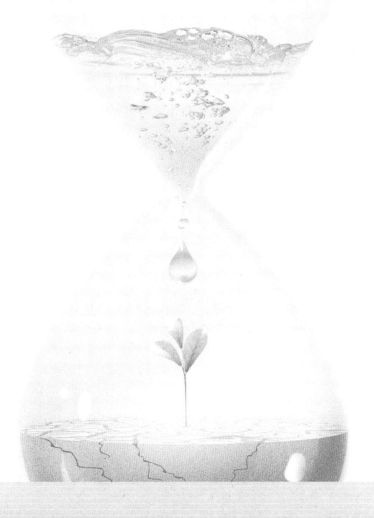

信息、能量、物质是构成现实世界的三大要素，即构成宇宙的三大要素。信息的产生和形成需要一定的能量，同时信息的输送还需要一定的物质作为载体，而作为载体的物质又必须依靠能量来推动，三者原本就是密不可分的整体。只要事物之间的相互联系和相互作用存在，就有信息发生。比如人与人之间的心灵感应、动物们对自然灾害来临前的觉知感应、花草树木在不同环境下展现出的生长状态等。因此，人类社会的一切活动都离不开信息，信息早就客观存在于宇宙之中。美国哈佛大学的研究小组给出了著名的资源三角形，他们指出：没有物质，什么都不存在；没有能量，什么资源三角形都不会发生；没有信息，任何事物都没有意义。那么，最具意义的信息如何接收到？谁能接收到？可否主动调用宇宙间的信息为人们所用？它与"象"有什么奇妙的联系？这些都是我们要了解的事情。

一、象的本质

　　任何问题的讨论，最终都要追溯到它的本质。在"象"思维中，"象"的本质是什么？为什么伏羲能够近取诸身，远取诸物，模拟天地之象始作八卦，以通神明之德？《河图》《洛书》其实是宇宙智慧的象征，号称"无字天书"。它没有文字的界限，所以不仅中国人可以看懂，外国人同样可以看懂，只要阅读者有灵性，就能接收到它身上"象"的信息。而且，我想不仅地球上的人能够看得懂，就是星球上的有灵性的高等生物也能接受到这个图的"象"——信息。因此，图"象"能打破时空界限，传导信息，产生能量，作用于物质。

　　"象"的本质就是"炁"，也叫"气"，"炁"与"气"读音一样。"元炁"是中国古代的哲学概念，指产生和构成天地万物的原始物质。元，通"原"，始也，指天地万物之本源。各种象的构成与变化无非就是气在流动聚散中的气化气、气化形、形化气、形化形过程的呈现。然后，此象则由人意识所感而得。意识原先只是最初的信息，而后才是能量，最后便是物质。比如有人买了一座性价比非常高的新房子，本来特别欢喜，但有其他人恶意编个谎言告诉买家这里曾经发生过命案，所以让他便宜入手。如果，买家当这些恶语只是信息的话（其实它也的确只是信息而已），只要他不为所动，那么无论多么恐怖的语言，也都只是一些负面的信息而已。但如果他在意了，害怕了，就是与之相应了，等于是让自己的意识也跟着对方的恶意谎言同步共鸣了，那么它就变成了能量。这些谎言的能量就会冲击影响到买家的心情，他因此终日诚惶诚恐、夜不能寐、工作无精打采，最后就伤害到了他的身体，这就是信息演变到最后呈现在物质层面了！气是构成万物的本源，聚则成形，散则为气。李觏说："夫物以阴阳二气之会而后有象，象而后有形。"张载云："凡可状，皆有也。凡有，皆象也。凡象，皆气也。"从而揭示了潜藏于现象世界背后的本质——"气"。据此，则自然之象中形状、颜色、质地、性质、结构等以形而显者，实为不同方式的气聚；而声音、气味、味道、感应、习性等无形但可感者，则是不同方式的气布。则一切有形、无形的存在，凡可感者皆为象。"气"与"象"从来就是古文化载"道"的双轨，阐道之体时以"气"，释道之用时以"象"。因此，寻象不但可以观意，亦可知气、明理、窥道。因此，象之本在气，理通于气，气是内涵，象是外显，故而"象"可以"气"为中介而通道、通理（摘自《寻回中医失落的元神》）。

　　"象"的本质就是"气"，这"气"不是呼吸之气，而是"场"，即现代科学家们说的"磁场""气场"，即"信息"，如何通过拟象主动调用象的本质呢？

　　患者找医生诊治，西医往往通过各种监测仪器报告来"开药"，而中医往往通过望闻问切，静心感知患者的气机变化（信息）来"开方"。开的什么"方"？即模拟宇宙中"方"

的"信息"来弥补人体所缺，实现"天人合一"的目的。人工种植的药物与道地药材本质区别就是"方"的"信息"不同，则疗效相差甚远，这也是中医被误认为是"慢郎中"的关键点之一。

通过拟象，接通象的本质——信息，借助一定的物质作为载体，依靠能量来推动，深入研究、探索高维信息能量，实现三位一体的效果。

二、气 功

气功诊病术是传统文化中的精华，吐纳、导引、行气、调气、服气、修道、坐禅、胎息、周天、内丹等养生术都属于气功的范畴。气功与宗教有着本质区别，气是指"真气"，气功锻炼主要是通过后天的呼吸等方法来接通先天的"真气"，达到养生健身、延年益寿的目的。古代人运用气功不仅能养生还能诊病。气功诊病事例早在《列子》和《史记》中就有记载。扁鹊，这一中国古代名医的名字可说是家喻户晓，人人皆知，但是他会用气功给人诊病的事却鲜为人知。《史记》中说："（扁鹊）视见垣一方人，以此视病，尽见五脏症结，特以诊脉为名尔。"另外，扁鹊见蔡桓公的故事无人不知，无人不晓。他在这个病例中是用什么技术诊断出患者疾病所在呢？这是值得人们探讨的。中医是望、闻、问、切四诊合参，而扁鹊只是"望法"，而中医常规的"望"法是不能看见"五脏症结"的，所以，可以推断他的"望"法是不同于中医常规的"望"法，和现在的"气功透视"法相同。

气功诊断疾病在古代医学书籍早有记载，以及佛、道、儒等各家气功著作中均可见到。孙思邈《摄养枕中方》调气功胎息成者，可以于百里之外遥禁。"遥禁法"就是现代气功界所说的"遥诊和遥控"。气功在医学上的应用，包括气功诊病、气功治病、气功保健等，因为此种诊术理逾常识，难免有"虚妄""巫骗"之嫌，故近于失传。1979年以后，特异功能与中医系统理论、气功学一起作为一门新兴学科——"人体科学"，开始受到科学界的重视。在亲自做了检测之后，很多科学家心悦诚服地接受了事实，认为气功学是与物理学、生物学、心理学一样的科学，对这一未知世界不该斥为异己，而应加大研究才对。

著名科学家钱学森生前一直关心中医药的研究和发展，特别关心中医现代化的战略发展。原国家科委医药卫生处处长、国家中医药管理局原中药质量司司长丛众在接受记者采访时回忆，他在国家科委工作期间，曾有机会得到钱老的指导和教诲。1986年11月，丛众有幸与钱老在一起就"中医药发展和研究"问题长谈了两个多小时，亲耳聆听钱老"关于中医现代化的战略"讲解，以下摘取了一部分钱老经典的论述：

丛众：中医药发展与现代科技发展有什么关系呢？

钱学森：更深一步的工作是把中医纳入科学技术的体系里，创立新的关于人的科学，我称其为人体科学。这样的学科一旦创立起来，必然会提高、改造现在已经有的科学技术体系，不仅是现象的概括，不仅要知其然，而且要能讲出其所以然。这才是真正的中医现代化！不止于现代化，甚至可以说是中医的未来化！这是一个伟大任务，是改造整个科学技术体系，创立新的科学技术体系，所以是一次科学革命。

丛众：采取什么样的措施和方法才能使中医药得到更快更好的发展呢？

钱学森：我们国内现在做科学技术工作有一个毛病，就是分散，相互之间没有联系。如果要这么做的话，那需要做很大量的科学技术组织工作。从前我们称原子弹、氢弹、导弹、卫星为国防尖端技术，加上"尖端"两字，好像比"高技术"还高点，是大规模的超级的高技术。我看也可以把这个词用在我们这项工作上，就是说我们要搞的中医现代化，是中医的未来化，也就是21世纪我们要实现的一次科学革命，是地地道道的尖端科学。

人体其实是一个最完善、最高级的自动化控制系统，具备最高级的信息识别和处理能力。各种人体的感觉，便是人体对信息综合处理的显示。当人体某些调节系统发生了故障或变化时，人体就必然会在其相应部位产生异常信息（所谓

"病气")。而训练有素的气功师又可以通过许多方式感知或收到这些异常信息。这些情况，为气功诊治疾病的可行性奠定了理论基础。而没有气功的普通中医，通过望闻问切同样可以感知到这些异常信息。至于感受到的数量、准确率视个人的功力深浅所定。

钱老说要把中医纳入科学技术的体系里，创立"人体科学"。这是多么具有前瞻性的伟大思想啊！中医的未来化，就是地地道道的尖端科学。是科学！而且还是超越多种已有科学知识的尖端科学。既然是尖端科学，就必定是少数尖端人才提前涉及的领域。那么，如何知其然，并知其所以然地表述出来，被大众接受？运用《易经》"象"的思维来进行投影，或许是条捷径！对中国而言，想要真正实现中医现代化，首先要从娃娃抓起，才能找回文化自信，让国人蓦然回首，尖端科学就在身边！原来一直以为的"不科学"，只不过是自己文化自信狭隘了。

自从人类智慧的火花首次迸发之后，遇到的第一个问题应该就是如何传递、交流、继承、积累这种智慧的火花，否则就只能原地踏步，无法进一步发展。这种信息如何接收和传递呢？如果仅仅依靠语言和文字手段，是跟不上日益增长的信息处理需求的。只有找到可以超越时间和空间障碍的信息储存和处理办法，人类才能继续前进，进一步发展。幸运的是，咱们老祖宗找到了最佳方法，即图画、符号和神话传说。我们以往听到的、看到的神话传说常常被视为可有可无的文艺消遣，是件不可信的事情。其实这种观念多少有点可笑和轻浮，正如一个每天吃着各种维生素药丸的人宣称五谷杂粮毫无营养价值一样。其实，神话传说从本质上来说是一种信息积累和传输的手段，正因为有神话传说人类的智慧才得以跨越时空的障碍，在数百年、数千年、数万年以及更久远的时间内积累、传承和发展，气功也是如此。

　　钱老生前对中医药界的启迪和鼓励一直激励着我们不断奋进。而今，我们也相信，中医学科正沿着现代化正确的方向发展，加上政府的大力扶持，中医药事业也会像我国的航天事业一样，迅猛发展。

三、气是什么

　　"气"到底是什么？人体有气，大自然也有气。例如，天有天气，地有地气，日月山川、花草树木各有其气。不仅生物有气，非生物（泥土、石头、流水）也有气，宇宙中万物皆有气的存在。人体之气与大自然宇宙之气是天人合一的，通过练气功便可采集大自然之气，采集日月之气，采集山川花草之气，用以练就人体之气。正所谓"正气内存，邪不可干"，这浩然正气即是正大刚直的气势、气场。所谓道不同不相为谋，歪风邪气自然不敢靠近这样的信息场，反而做贼心虚扭头就跑,"气"就是信息的能量体现。

古人认为,"炁"与"气"是完全不同的两种物质。"炁"是人体最初的先天能量,"气"则是通过后天的呼吸以及饮食产生的能量。不过,今人已经把两个概念简化,一般多以"气"代替"炁"。

四、人是什么

庄子说:"人之生,气之聚也。聚则为生,散则为死。"从中医角度,人是由精、气、神组成的。精就代表生命体所需要的有形的物质,气就代表推动有形物质运行的能量,神就代表了物质、能量外在呈现的信息。三者合而为一,不可分割,否则就魂飞魄散了。望闻问切,望是最高明的诊断方式,通过望便能感知到这个人身体精、气所透出来的信息。

人类是地球上有史以来最具智慧的生物,也是地球目前居于统治地位的物种。人之所以是高级动物,因为人类具有高度发达的大脑。一画开天的是人,创立八卦的是人,创造语言、宗教、艺术以及科学的依然是人。伟大的社会学家马克思说:"人的本质是一切社会关系的总和。"如何理解?举个大家都知晓的例子:曾经有新闻报道,一个人类小孩被狼叼走了之后,习得了狼的习性,行为举止和狼几乎都没有区别了，失去了人作为社会化动物的行为举止，这里我们把社会关系化就简称为社会化。这个例子就是说明：人之所以为人，就是因为社会化，人其实就是社会化的产物，人和动物的不同在于环境（信息）不同，不然人与动物并无二致。这个孩子，虽然有着与普通人相似的肉体，但却没有与普通人相似的社会习性（信息）。

所以，人是什么？在我看来，人是天地之间信息的聚合体，是有别于一切动植物，运用高度发达的大脑可以自主选择信息，将其转化成能量，作用于社会，使社会越来越文明、和谐、稳定的高级生物体。

五、信息是如何作用于人体的

人体场属于物质、能量和信息的综合体。它不仅携带着人体生理、病理信息，还携带着意识信息，故也称作人体信息场。

人体信息场在人体的生理活动中占有极其重要的地位，是人体感知世界，接受外界信息的必经之路。它与神经、大脑等的关系可表示为：外界—感官—信息场—神经—大脑（产生意识）。比如起火了，鼻子首先闻到烧糊的焦味，意识到可能起火了，神经会做出反应将信息传输给大脑，产生救火或逃跑的意识行为。

人体信息场不仅是接受信息的必经之路，同时也是输出信息的必经之路。人们平时的言行都与信息场的功能有关。信息场与神经、效应器等的关系为：大脑（意识）—神经—信息场—效应器—外界。比如婴儿，有着超敏锐的信息感知度，意识超强。当受到周围环境改变的刺激后，立刻会有焦虑不安、大哭甚至高热不退等情况出现。动物大脑的意识则更为强烈，它们能在人类毫无察觉的情况下对自然灾害提前做出反应。也有高人可以通过《易经》占卜，来提前获取信息、提前做出反应。

所以可以认为，人的生活离不开信息，时刻被大量的信息也就是气的海洋所包围。因此，人体每时每刻都在和周围环境进行信息交换，即气的交换。比如：生活在潮湿的环境里，体内湿气自然就重；生活在温馨的家庭氛围中，性格自然开朗温顺；来到紧张激烈的比赛现场，情绪自然如过山车，起伏不定；来到山清水秀的大自然中，自然心旷神怡，常言道"近朱者赤，近墨者黑"也正是如此。"孟母三迁"不都是为了接收好的气场交换吗？有多少人能做到"出淤泥而不染"呢？气是无处不在、潜移默化的作用于人体，只是相对或好，或坏。

六、八卦耳疗五色贴的信息能量

简单来说就是同频共振，五色，青、赤、黄、白、黑通过大自然宇宙中同频的信息交换分别入肝、心、脾、肺、肾五脏。例如：红枣皮红肉黄，红入心、黄入脾，现代科学也证明红枣有益气健脾补血的作用，入心经、脾经；大自然的绿色不仅能使人神清气爽、心旷神怡，而且能缓解视力疲劳，故绿色跟肝能合一。这种气的交换，实则就是一种同气相求的信息交换（图2-1）。

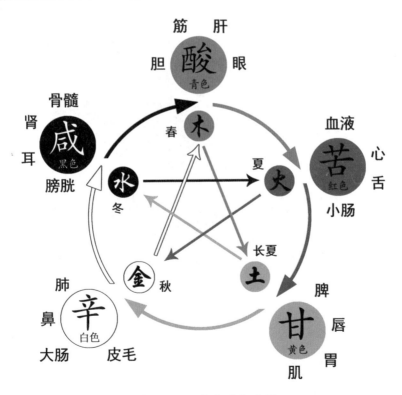

图2-1　五行相生相克图

　　八卦，乾、兑、离、震、巽、坎、艮、坤本就是伏羲根据天、人、地三才合一的取象所创，中国古人把自然万物以八卦来划分，形成独特的认识体系。比如对自然环境来说：乾为天、兑为泽、离为火、震为雷、巽为风、坎为水、艮为山、坤为地；对于人体而言：乾为头、兑为口、离为目、震为足、巽为股、坎为耳、艮为手、坤为腹。世界万物无不包含于这八卦之中，因而可称之为宇宙全息统一场。在这个场中，其大无外，其小无内（图2-2）。

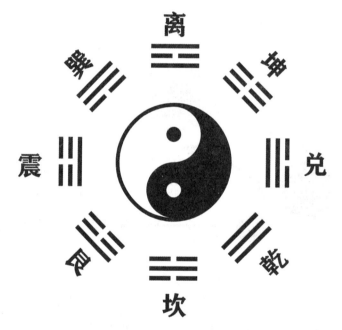

图2-2　后天八卦

　　耳朵可以代表一个完整人体，手也可以，第二掌骨或者第五掌骨同样可以。万物皆是八卦构成的完整体，就相当于把繁杂的万事万物分成八类，所有"象"相同的，都归属于一类，谓之同气相求，取象比类（图2-3）。

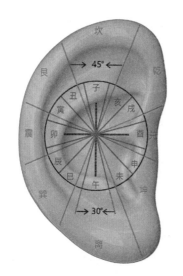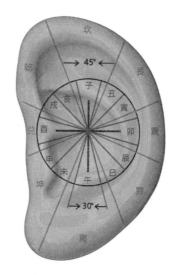

图2-3　耳八卦

八卦耳疗五色贴就是通过人为模拟五行、五色、五方、八卦等，将这些信息能量都融为一体，产生无形的信息能量。按现代科学来说，宇宙中的万物都是以"物质"与"暗物质"的形式存在的。"物质"是有形可见的；"暗物质"是无形的，常人看不到的。举个简单的例子：一个人走路虎虎生威，往那一站，不怒自威。通常会说这个人"气场"比较足，现代词语叫"霸气侧漏"。那么这个"气场"你能感受得到，但是却看不见，摸不着，就可以称之为"暗物质"，它实实在在地存在，并且影响着人们的生活。人的"气场"还可以作为一种载体传播或者接收各种信息。这种信息，人体是可以感知的，感知信息能力的强弱是与人体的觉知度息息相关的。如：很多风湿性关节炎患者可以提前感知气候变化的前兆信息，比天气预报还准。这证明人是可以接收到无形的信息能量，并做出反应的。因此，通过八卦耳疗五色贴让身体接收"信号"，并实现自主调频，与自然信息达成同频共振，产生能量，最后使身体恢复健康是完全可行的（图2-4）。

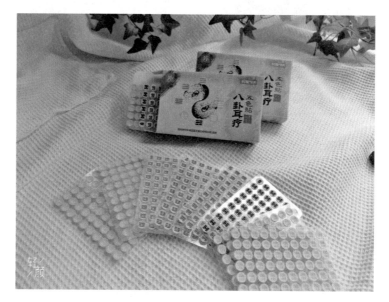

图2-4　八卦耳疗五色贴

"大道无形，生育天地；大道无形，运行日月；大道无名，长养万物；吾不知其名，强名曰道。"

七、为什么中医常说"信者医，不信者不治"

《黄帝内经》中黄帝问曰："余闻古之治病，惟其移精变气，可祝由而已。今世治病，毒药治其内，针石治其外，或愈或不愈，何也？"上古之人身强体健，又无精神压力，自身能量纯正！黄帝和岐伯经常提到上古之人，从其艳羡之情可以看出：上古时期真是一个自然文明高度发展的时代，一个没有文字却无所不知、无所不晓的灵商时代！与当今人猴进化论的动物世界有着天壤之别。上古山民虽然居于禽兽之间，却力大无穷，动作敏捷，百兽为之惊骇，又懂得运用阴阳四时、五行术数修身养性，精气神内守，百病虚邪内外不侵，所以毒药和针石都无须动用，只需通过祝由移精变气、增加能量而已！当今之世内外失调，又违背自然规律，生点小病都成大患，又如何能接收自然信息，产生同频共振的能量呢？岐黄时期，百姓日渐攀比，贪求欲望膨胀，人的身体素质就已全面下降，内生精神忧患，外受苦累劳形，劳作不从阴阳四时、规避风雨，休息悖逆寒暑往来、时辰点数，五脏六腑自然失调，虚邪贼风朝夕见隙侵入，所以小病必甚，大病必死，故祝由术已经不能起到较好的治疗作用了。

中医治病讲究很多，治病讲时机，不同的病有不同的禁忌，还有情志上也要听从医生嘱咐，尽可能控制情绪。这些都需要患者配合医生的，如果不配合治疗，即使找到了好医生，用的是正确的道地药材，也会治好了表证"有所遗者"。比如《黄帝内经·素问·热论》就说了后遗症的问题："帝曰：热病已愈，时有所遗者，何也？岐伯曰：诸遗者，热甚而强食之，故有所遗也。若此者，皆病已衰而热有所藏，因其谷气相薄，两热相合，故有所遗也。"岐伯回答，众多遗留病症，都是病已经减退，但是伤寒的热还在，原因是谷气（五行、五脏）的气还是很弱，身体的热与食物（酒肉）的热相叠加，所以会有遗留。这段话就是告诉人们，治疗伤寒热证，多吃谷类符合春生、夏长、秋收、冬藏的食物。只有不饮酒，不食肉（这些高热量的食物），才会无所遗。不信医生，不遵医嘱，会有所遗留，再次"伤于寒"，就是两感于寒，治疗不及时会要命的，所以"信者医，不信不医"，当然还有出于医生自我保护的考虑在里面。简单的两句话但内涵丰富，从医生的角度想想，或许会有新的体悟。我认为"不信者，不治"还有一层窗户纸没有捅破，那就是"道"的层面。当一位患者不信医者，傲慢无礼或将信将疑，那作用几乎是零，为什么？因为"道"是具有灵性的，应该对"道"保持恭敬态度；当一个人对一件自己不了解的事情评头论足，简直是荒谬，那"道"自然不会为你所用。这就是为什么对于懵懵懂懂状态下的婴幼儿、孩童，治疗反而效果甚佳。因为他们至真至纯！当您相信"道"的存在，宇宙信息与开得的"方"同频共振的频率就会加大，产生治病的能量越多，使其回到"和"的状态就越迅速。

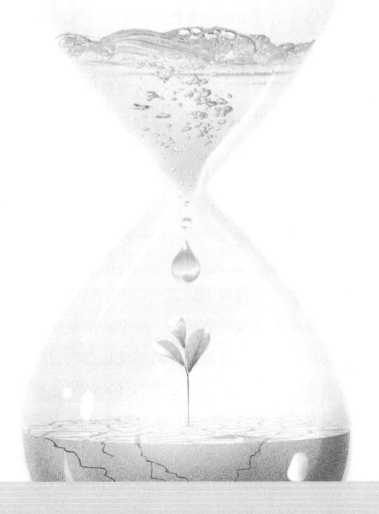

第三章

色彩疗法

　　色彩疗法，也称颜色疗法，简称色疗。就是利用颜色令人体能量中心达至平衡状态，当身体功能出现状况时，身体能量改变便可借色彩所带的能量来调整平衡。

　　色彩疗法是一种替代药物的治疗方法。国外有专业的色彩治疗师职业，他们声称能够使用不同颜色的光来平衡身体、情感、精神上所缺乏的"能量"。当人们接受不同颜色的刺激后，就能使内分泌活动发生变化，使下丘脑发出"指令"，减缓或增强肾上腺激素的分泌，使心脏收缩相应地减缓、减弱或者相反地加速、加强，于是就会产生不同的心理、生理反应，它是一种整体治疗技术，利用颜色来改变情绪和改善健康状况。

　　为什么色彩能够帮助治疗心理、生理疾病呢？简单来说，不同色彩有不同的波长和频率，所以不同色彩所反射出来的光线自然会有不同的能量呈现，能对人体相应组织器官及心理状态产生独特的影响，进而影响人体的身心健康。人类的脑神经对不同的色彩具有不同的兴奋度，利用颜色的变化令人身体的能量中心达至平衡状态。一个人所处的色彩环境不同，他所表现出来的心理和身体的感受也会不同。色彩的呈现与光有着直接的关系，且是光能的具象结果。地球上最大的能量来源是什么？是光！光是地球的最大能源，将光分解便是色谱、颜色！如果人们闭上眼睛，看不到，那颜色还存不存在？显然，光能、色彩的能量，无处不在。例如：新生儿黄疸用蓝光照射，消炎镇痛用红外线理疗灯等，这是医学上公认的有效方法（图3-1）。

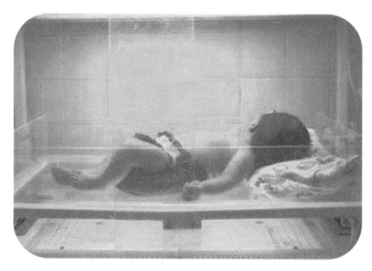

图3-1　蓝光灯

更多医学实践都证明，色彩确实可以治病。1982年，美国加州一项研究显示，暴露在蓝色灯光下可以大大减轻罹患风湿性关节炎女性的痛苦，闪烁的红色灯光可以让剧烈的偏头痛得到缓解。色彩疗法的实践还证明，黄色有助于治疗便秘，提高自信心，橙色对治疗抑郁症和哮喘有效果，紫色有助于减轻上瘾症和偏头痛，青色有助于治疗关节疾病和静脉曲张，色彩疗法还经常被用于治疗诵读困难症、阿尔茨海默病以及注意力缺陷。

看到以上研究成果，是否可以用医易同源的理论倒推回几千年前的无字天书——"河图"来追根溯源？"河图"本是星图，其用为地理，故在天为象，在地成形。在天为象乃三垣二十八宿，在地成形则青龙、白虎、朱雀、玄武，分别为青、白、红、黑。里面清晰地诠释了颜色与方位、四季、五脏的关系。"河图"之象、之数、之理，至简至易，又深邃无穷。

一、色彩在医学上的运用

大自然的各种色彩使人产生各种感觉，并可陶冶人的情操。不同的颜色使人产生不同的情绪，从而引起人的心境发生变化。

1. 在东方医学上的运用

假如，没有现代科学家们的研究证明，现在说用色彩就能来医治疾病，没有深入学习过中医的朋友一定会将信将疑，认为它是不科学的，毫无科学依据！科学是什么？是不是人类不断探索未知领域，总结出来的学科？国医大师邓铁涛先生就曾说过，中医不是落后，而是跑得太前了，比西医要先进得多，所以没有被大多数人认知到，这只是因为大多数人跑得太慢了。中国是一个拥有着五千年文明史的国度，悠久的历史、深厚的文化底蕴，孕育了很多璀璨的文明成果。中医药文化便是其中之一，而且中医至今在医学上也有着举足轻重的地位。

色彩运用就是其一，中国老祖宗们早在几千年前就已经形成了系统的、完整的色彩医学。

以阴阳来分，暗色都为阴，亮色都为阳。

以四象来分，玄武为黑色，青龙为绿色，朱雀为赤色，白虎为白色。

以五行来分，金、木、水、火、土对应白、青、黑、赤、黄，并有"五色配五脏"之说。《灵枢·五色》提及"青为肝、赤为心、白为肺、黄为脾、黑为肾"，并有"青色食物养肝、红色食物养心、黄色食物养脾、白色食物养肺、黑色食物养肾"的结论。中医认为不同的色彩带来了大自然给予人类不同食物的标志，人体的各个器官依靠大自然赐予不同的食物得到滋养。

以八卦来区分，更有意思，不但可以把八卦五行分为（坎为黑色、震巽为绿色、离为红色、艮坤为黄色、兑乾为白色），而且可以将八卦细分为相应卦位的多色系统。若遵循最简单的五色原则，就可以利用五色在相应卦位进行操作（数字、画卦、易画、贴压八卦五色耳豆等）。例如咳嗽，无论是脐八卦、腹八卦还是手八卦、耳八卦，都可以在相应卦位用黄色和白色分别写上数字7和2或者分别画上艮卦和兑卦；而"易画"最直接明了，可直接在患处依据症状用上黄色和白色的元素，来个神笔马良"立象以尽意"即可。不明易理的见到疗效一定会觉得不可思议！但颜色本就能调动自然界同气的磁场（信息），而"易画"就相当于承载信息的物质，信息借助物质，将能量作用于人体，仅此而已！在易医思维中，凡物均可为药。如高血压患者，戴上黄色的帽子或者黑色的帽子，即可降低血压（因为高血压本位在离，黄色为土归属坤卦，既能泻火亦能伏火；黑色为水归属于坎，能制约火，形成水火既济）；低血压患者可以戴顶红色或是彩色、亮色的帽子，或者穿上类似的上衣都可以（这些色系都归属于离卦，可以使其兴奋，加速血液运行）。精简吧！中国最具文化特点的衣着"肚兜"，一般用于给肚子保暖，其最经典的颜色就是红色和黄色，何解？中医系统中，红色五行为火为心，黄色五行为土为脾胃，火是脾土的妈妈，所以若您选择这两个色系的肚兜或者贴身衣物，对补益小儿天生虚弱的脾胃尤为合适。若要用一种颜色形容过年，那一定是红色。在中国，"红"是一切美好事物的象征。事业开头顺利叫"开门红"，受到上级赏识的人叫"红人"，有名的歌星叫"红歌星"，运气非常好叫"走红运"。红色不仅有吉祥、辟邪的作用，在中医五行当中，它象征着火，有升阳健脾的作用，万物始于春，春节穿红衣，孩子最合适，老年人尤其是有高血压、失眠者切忌不要穿红上衣，想要新年吉祥如意，可以穿红裤子（内裤也可），引火下行。这都是中国色彩学的智慧，用于临床更是妙不可言！

1）用于指导望诊：中医的望色，又称"色诊"，是通过观察患者全身皮肤（主要是面部皮肤）的色泽变化来诊察病情的方法。它根据五色与五脏的配属关系理论，通过观察面部肌肤、络脉、眼目及舌的颜色变化来推断内脏疾病，具有重要的诊断意义。《难经》说："望而知之者，望见其五色，以知其病。"

根据五色与五脏的联系可推断病位所在，了解脏腑精气盛衰，推知病因和病性。五色主病的规律是：白色主虚证、寒证、脱血、夺气，黄色主脾虚、湿证，赤色主热证、戴阳证，青色主寒证、疼痛、气滞、血瘀、惊风，黑色主肾虚、寒证、水饮、血瘀等。

2）用于指导用药：不同的药物，有不同的颜色与气味。药物的五色与五脏的关系是以天然色味为基础，以其不同性能与归经为依据，比如朱砂色赤，入心经以镇心安神；石膏色白，入肺经以清肺热；白术色黄，以补益脾气；玄参色黑，入肾经以滋养肾阴。以色彩辨别中药属于传统的方法，可通过色彩辨识中药的品质。例如黄连，优质者除了根条粗壮，质地坚实，味道大苦等特点外，折断面呈现出来的颜色越黄，说明黄连的质量越高，故这也是确定黄连优劣的一个依据。

3）用于指导饮食养生：食物的颜色搭配合理，是饮食养生的基础。肝色是青色，表现为绿，所以青色食品多补肝，有利于稳定心情和减轻紧张情绪，相应的食物有青笋、青菜、菠菜等。心色是赤色，红色的食物养心入血，能促进血液循环，振奋心情，相应食物有山楂、西红柿、红苹果、红桃子、胡萝卜、红辣椒等。脾色是黄色，所以黄色的食品多补脾，还可以刺激神经和激发能量，对集中精力和提高学习兴趣有帮助，尤其适合作为胃经正当令时的早餐或装食物的器皿颜色，相应的食物有山药、土豆、黄小米、玉米、蛋黄等。肺色是白色，白色的食品有补肺作用，肺主一身之气，所以白色食物具有很强的能量，相应的食物有白果、豆腐、白萝卜、百合、银耳等。肾色是黑色，所以黑色的食品有益肾抗衰老的作用，黑色还可以保护身心，令人沉着自信，相应的食物有黑米、黑豆、海藻、黑芝麻和黑木耳等。

色彩在东方医学上的应用是十分广泛的，我们应当不断地发掘并加以利用和创新。

2. 在西方医学上的运用

应用颜色疗法来治疗和防治各种疾病，在西医方面已经取得了一定的研究成果，一些疾病在很大程度上是由于人体内色谱失衡缺少某种颜色所造成的。

心理学家对颜色与人的心理健康进行了研究。研究表明：红色表示热情、活跃，它使人情绪激动、高亢（与红色归属于离卦的特性完全吻合）。黄色表示快乐、明亮，使人充满喜悦之情（与黄色归属于坤卦的特性完全吻合）。绿色表示和平，使人的心情平静、安定（与绿色归属于震卦的特性完全吻合）。蓝色给人以镇静、凉爽、舒适之感，使人心胸开阔（与蓝色归属于巽卦的特性完全吻合）。白色使人有素雅、纯洁、轻快之感（与白色归属于兑卦的特性完全吻合），灰色使人感到郁闷、空虚（与灰色归属于乾卦的特性完全吻合），黑色使人感到庄严、沮丧和悲哀（与黑色归属于坎卦的特性完全吻合），紫色使人有压抑的感觉（与深紫色归属于坎卦的特性完全吻合），玫瑰色能使人已经消沉或受到压抑的情绪振奋起来（与玫瑰色归属于离卦的特性完全吻合）。

颜色可使人绝望，也可使人重新获得生活的勇气。当然这种作用是间接的诱发作用。国外曾发生过一件有趣的事：有一座黑色的桥梁，每年都有一些人在那自杀。后来把桥涂成天蓝色，自杀的人显著减少了；人们继而又把桥涂成粉红色，在这自杀的人就没有了。从心理学观点分析，黑色显得阴沉，更会加重人的痛苦和绝望的心情，把人向死亡推了一步。而天蓝色和粉红色使人感到愉快开朗，充满希望，使人从绝望中挣扎出来，重新燃起生命之火。从中医的角度，黑色入肾，肾在志为恐，八卦为坎，阳陷阴中，有险陷之意。所以容易使人感到沮丧、绝望，走上不归路。而蓝色归属于巽卦，有疏肝解郁、助长阳气的作用。而粉红色归属于离卦，有驱散阴霾、吉祥辟邪的作用。所以，色彩可陶冶人的情操，从而改变情绪以及改善健康状况，是毋庸置疑的。

由此可见，色彩的确带有信息，能与人的意识、躯体或周围环境产生能量，作用于物质层面。

现代科学家认为：未来的药物将是颜色、声音和光线的结合。在当今的医疗保健领域，色彩疗法和其他疗法相结合，可以达到最佳保健和治疗目的。

如能结合《易经》思维，定能实现中医未来化，成为尖端科学。

二、色彩在建筑上的运用

色彩一直以来就是建筑艺术的重要组成部分，在数千年以前就已经把色彩应用于建筑装饰之中了。色彩的运用既是民族文化的彰显，又是历史文化的传承与发展。

中国的传统建筑犹如一幅画，非常注重色彩艺术的运用。北方的皇家建筑，红墙、红柱、黄瓦彩画，辉煌富丽，有若工笔重彩，满眼北宋金碧；南方园林寺的白墙黑柱青瓦，平和淡泊，好似水墨写意，全是南宋文人情趣。中国古典建筑色泽艳丽，颜色种类繁多，大面积色块铺垫对比，形成了独有的中国特色。

各个国家、各个民族由于社会文化、自然环境、传统习惯不同，对色彩也各有偏好！黄色在中国封建社会和古代罗马历来受到帝王的尊崇，象征尊贵和权威。绿色在很多国家都代表和平的美好寓意，广泛受到欢迎。每个国家、每个民族由于其发展演变的历史不同，对色彩赋予了不同的象征意义。当人们想起某些富有特色的建筑，随之而来的就是对该建筑或明快，或厚重，或浪漫的色彩联想，良好的建筑色彩构成能使居于其中的人们得到愉悦的视觉享受，反之则会带来视觉环境污染，让人心情烦躁和不安。建筑离不开色彩，色彩是表达建筑心情最直接的方式。

故宫是最具中国特色的建筑，其建筑是以红黄两色为主色。《易经》说："天玄而地黄。"在古代阴阳五行学说中，五色配五行和五方。土居中，故黄色为中央正色。《易经》又说："君子黄中通理，正位居体，美在其中，而畅于四支，发于事业，美之至也。"所以在古人的眼中，黄色就是居中的正色，为中和之色，居于诸色之上，被认为是最美、最高贵的颜色，只能为真龙天子独享，所以龙袍大多都是黄色的，皇帝使用的物品也都是黄色的，如果寻常百姓私自使用黄色，那么有可能会招来杀身之祸。皇帝行进的道路也在诸条并行道路的中央，称为御道，也称黄道，黄色与皇帝是有紧密联系的。

皇宫的墙用红色有两种解释：一是红色为火，火生中央土，使皇家天下有稳固的基础和有力的支持；二是红色为离卦火的色调，离卦所在方位的先天八卦为乾卦，"乾为大赤"实则并不是说天的颜色是红色，而是指的"天子之色"为红色，寓意一代"明君"，明察秋毫。

黄瓦红墙从易学角度理解，寓意着九五至尊，地天泰的格局。

明清两朝社稷中用五色土也完全依据《周易》。《周易》认为，南为火，其土为红色；北为水，其土为黑色；东为木，其土为青色；西为金，其土为白色；中央为土，为黄色。皇帝把神州大地东、南、西、北、中不同颜色的土收集在一起，表明中华大地都属于皇家，通过五色土祭祖，祈祷风调雨顺，五谷丰登。

中国古代建筑的色彩运用，自由灵活、变幻无穷，其精湛的建筑施色技术、特有的艺术视觉和美学追求，展示了中国工匠对色彩艺术独特的审美眼光，也彰显了中华文化的深刻内涵，在世界建筑艺术史上占有举足轻重的地位。

三、色彩在服饰上的运用

传统服饰色彩以汉族为基础，在服饰的色彩上，汉族视青、红、黑、白、黄等五种颜色为"正色"。不同朝代也各有崇尚，一般是夏青、商白、周赤、秦黑、汉黄。但从唐代以后，黄色曾长期被视为尊贵的颜色，往往天子权贵才能穿用。服饰的原料，主要有麻布、丝绸、棉布、毛呢、皮革等。汉族的染织工艺，以其历史悠久、技术先进、制作精美而在世界上独树一帜、享有盛誉。古代染织，特别是丝织方面，在相当长的时间内是世界上独有的。古代的染色技术也极为卓越和先进，不仅颜色种类多，色泽艳美，而且染色牢固，不易褪色，被西方人誉为神秘的"中国术"。

由于有了大自然的无私奉献，人类才得以生存于这个色彩绚丽的世界之中。从每年的春夏秋冬到每天的朝霞余晖，人们饱览和感受了各种不同的色彩变化。人们认识这个世界的美丽也是从色彩开始的，色彩不仅象征着自然的迹象，同时也象征着生命的活力，没有色彩的世界是不可想象的。

　　模拟自然界五彩缤纷的色彩也是极具意义的。自然界的大色盘如何以简驭繁、分属于八卦之中呢？颜色归类至今没有官方标准，分类各异。有说因为古文记载"乾为大赤"所以乾卦为红色，而离卦为粉红色；有的说"乾为天"，所以乾为蓝色；有的说坤艮均为土，艮为阳土所以为鲜黄，坤为阴土所以为棕色；也有的说艮卦为山，为东北，东北的山多为棕色，所以艮卦为棕色，而坤在西南，西南多黄土地，所以为黄色……这样截然不同的分类让想运用"色彩疗法"的朋友们更是一头雾水。

　　"愿力"这东西，真的是奇妙得很。我为了解答心中疑团，不断查阅古籍相关文献，长期研精苦思，不得其解。然而，却在某次孩子调和绘画颜料的时候瞬间灵机一触，恍然大悟。"乾为大赤"原来并不是指后天八卦的乾卦，而是先天八卦的乾卦。先天八卦南方为乾卦，为"天"，后天八卦南方为离卦，为"火"，"乾为大赤"也就是一代明君的寓意。故宫黄瓦红墙、青石板路，正是上坤下乾（地天泰），中为一代明君的最好说明。八卦既然包罗万象，那么五彩斑斓的色系都应有规律可循地归纳于八卦当中（如图3-2），四正位分别为黑色、绿色、红色、白色，中土为黄色，那么其余四隅位的颜色就应该分别是艮卦包含了棕色、咖啡色等较暗的土色系列（因为其在冬春交季之时，阳气虽在升发，但相对坤位来说，依然偏阴）；巽卦包含了与绿色同属于一色系的青色、蓝色以及能让人感到轻松愉快的亮紫色等，坤卦包含了阳气偏旺的一系列黄色、橘色、黄绿色以及肤色等，乾卦包含了金色、紫铜色、灰色、褐色等一系列复古肃降的颜色，以此类推（图3-2）。

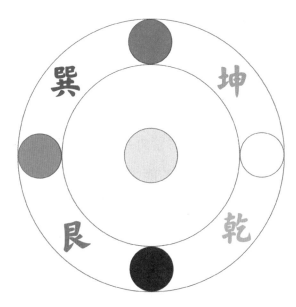

图3-2　八卦分色图

在八卦色系分类的基础上，服装色彩的搭配不再仅仅为了美，而是在考虑审美的同时还要兼顾风水命理上的五行相生相克，如何调整色彩的搭配呢？服饰的色彩是抽象的语言，它能在你尚未开口时，就传递出一种特定的信息给对方，亦可以将这种特定的信息能量用于指导患者衣着的合理搭配，结合医学手段，强强联合。

当然，大可不必每天为穿衣搭配发愁，除了有特定需求外（身体有需求的患者、某个重要时刻等），常态下直觉的喜好最为重要，随着年龄、性格、经历、民族、地区、环境、文化、修养等诸多因素的改变，对色彩的喜好也会改变。

接下来给大家简单介绍几种色彩搭配的原则。

熟悉四时五行，可按季节当令色彩来搭配穿着。如：春季—绿色、夏季—红色、长夏—黄色、秋季—白色、冬季—黑色。夏季长时间暴露在阳光下，究竟什么颜色最防晒呢？按照四时五行理论依据就是当令色系——红色。那红色衣服防晒是否最好呢？从现代科学角度来看，由于红色光波较长，可大量吸收日光中的紫外线，浅色衣物虽可以反射部分紫外线，但是吸收紫外线的能力不够。因此结论是穿红色防晒效果最强。冬季穿什么颜色最保暖呢？按照四时五行理论依据当令色系——黑色，黑色具有收藏、储存能量的作用，是一种内收（开源节流）的"象"；而如果长时间穿红色，短期内意识信息是温暖的"象"，实则是外散（铺张浪费）的"象"。

若对《易经》六十四卦熟悉的，便可按别卦色系来搭配。上下来讲，衣服为上卦，裤子为下卦；内外来讲，外为上卦，内为下卦；色彩分布多少来讲，多的为上卦，少的为下卦，以此类推。例如，职场常用搭配是黑西装、白衬衣，上下来讲主打是黑色，黑色象征权威、低调、神秘；也意味着收藏、镇静、安定；内外来讲是水泽节卦，"节"包含了节制、节律，意味着职场为人处世定要守"节"，只有遵循"节"的规律，才有机会过上山雷颐的生活。对于展现在舞台亮眼的聚光灯下的职业，想要保持足够的热情，则可多选择红色、彩色、花色等离卦的色系做上衣，即使像春节联欢晚会的主持人一样形成"火水未济"都无伤大雅，因为舞台需要足够的激情、热烈。对于长期高血压，控制不稳定的，应尽量避免穿着"火水未济"。如果避免不了那么有无解法呢？当然有。上下可成卦，内外同样可以成卦。可灵活变通，上衣调整为外红内黄，名曰火地晋，可泄离火；外红内蓝，名曰火风鼎，三足鼎立稳态之象，同样可化解火水未济的血压升高、头晕目眩之症。

讲了这么多，不是让大家执着于此象，而是，假如在身体出现莫名不适的时候能多一个解法而已。

道无处不在！道常无为而无不为！

四、常见色系的临床使用

1.绿色

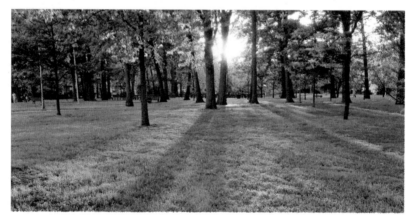

图3-3　绿色

绿色是一种令人感到稳重和舒适的色彩，具有镇静安神、平衡血压、增进和谐的作用。绿色给人无限的安全感受，在人际关系的协调上可扮演重要的角色，给人生机盎然、清新宁静的生命力量和自然力量的感觉。黄绿色给人清新、有活力、快乐的感受，明度较低的草绿、墨绿、橄榄绿则给人沉稳、知性的印象。绿色的负面意义，暗示了隐藏、被动，不小心就会穿出没有创意的感觉，在团体中容易失去参与感，所以在搭配上需要其他色彩来调和。绿色是参加任何环保、休闲活动时很适合的颜色，也很适合做心灵沉淀时穿着。绿色有益于消化，促进身体平衡，能起到镇静作用，宜用于客厅、书房、寝室。

从心理上，绿色令人平静、松弛而得到休息。可以降低眼内压力，减轻视觉疲劳，安定情绪，使人呼吸变缓，心脏负担减轻，降低血压、改善肌肉运动能力等作用，对改善晕厥、疲劳、恶心与消极情绪有一定的作用。春天到郊外踏青，可以促进体内毒素排出，增强新陈代谢。人们多置身在有绿色植物的环境中，对缓解紧张、消除疲劳非常有帮助。

2. 蓝色

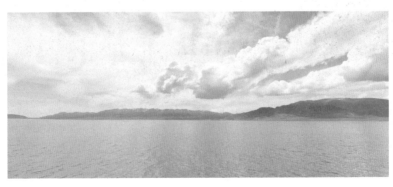

图3-4　蓝色

　　蓝色是冷却的、安静的，对人体而言可降低血压，减轻疼痛，给人安静、和谐、清新、舒适和沉思的感觉。蓝色是灵性、知性兼具的色彩，在色彩心理学的测试中发现几乎没有人对蓝色反感。明亮的天空蓝，象征希望、理想、独立；暗沉的蓝，意味着诚实、信赖与权威；正蓝、宝蓝在热情中带着坚定与智能；淡蓝、粉蓝可以让自己、让对方完全放松。蓝色在美术设计上，是应用度最广的颜色；在穿着上，同样也是最没有禁忌的颜色，只要是适合你的蓝色，并且搭配得宜，都可以放心穿着。你若想要心情平静、需要思考、与人谈判或协商时，你想要对方听你讲话时，尽可穿着蓝色。蓝色具有调节神经、镇静安神的作用，常被用来放松肌肉紧张、松弛神经、治疗失眠、降低血压、预防感冒和改善睡眠等，如果压力过大，经常失眠，可将被单、窗帘等改成蓝色系的，房间内以蓝色基调为准，然后搭配一些绿色植物，墙上点缀一些黄色风景，对于促进睡眠大有好处。

　　3.红色

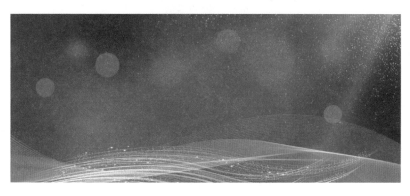

图3-5　红色

红色是最具有生命力的颜色，有增加温暖及活力感，有助于提高人的精神状态，改善懒惰和精神不振等。红色象征热情、性感、权威、自信，是个能量充沛的色彩——全然的自我、全然的自信、全然地要别人注意你。不过有时候会给人血腥、暴力、忌妒、控制的印象，容易造成心理压力，因此与人谈判或协商时则不宜穿红色；预期有火爆场面时，也请避免穿红色。当你想要在大型场合中展现自信与权威的时候，可以让红色助你一臂之力。红色能刺激和兴奋神经系统，增加肾上腺素分泌和增强血液循环。但接触过多会产生焦虑的情绪，易疲惫，所以寝室和书房忌用过多红色。

红色有刺激胃口的作用，可以提高食欲；促进血液循环、加快呼吸并能改善忧郁的心情，对人体循环系统和神经系统具有重大作用。红色有助于低血压、贫血等的改善，闪烁的红色灯光可以让剧烈的偏头痛得到缓解。

4.橙色

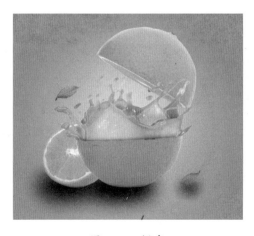

图3-6　橙色

橙色使人愉悦、产生活力、诱发食欲，可有效地激发人的情绪和促进消化功能。橙色富于母爱或大姐姐的热心特质、给人亲切、坦率、开朗、健康的感觉；橙色是从事社会服务工作时，特别是需要阳光般的温情时最适合的色彩之一。橙色还会促进生长激素的分泌，长期穿橙色衣服，有促进人体增高的效果。橙色食物如柑橘、杧果、胡萝卜等，能刺激食欲，振作精神。橙色对治疗抑郁症和哮喘有效果。因为橙色能振奋精神，使脉搏加快并给人以温暖之感，宜用于娱乐场所和餐厅。

5.黄色

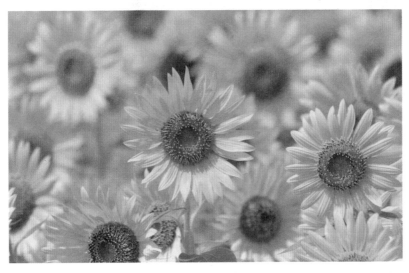

图3-7 黄色

黄色是色谱中最令人愉快的颜色，具有轻盈明快、生机勃勃、温暖、愉悦、增进食欲、提神的效果。艳黄色象征信心、聪明、希望，淡黄色显得天真、浪漫、娇嫩。需要提醒的是，艳黄色有不稳定、招摇，甚至挑衅的味道，不适合在任何可能引起冲突的场合穿着，如谈判场合。黄色适合在任何快乐的场合穿着，譬如生日会、同学会，也适合在希望引起人注意时穿着。黄色可以激发能量，对集中精力和提高学习兴趣有帮助，还可提高自信心。黄色尤其适合作为早餐和盒饭的颜色，如土豆、玉米、香蕉和蛋黄等，宜用于书房、餐厅。

6.棕褐色、咖啡色系

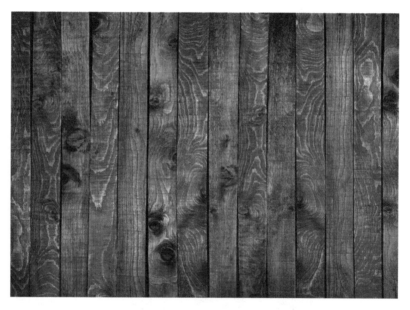

图3-8　棕褐色、咖啡色

这类颜色典雅中蕴含安定、沉静、平和、亲切等意象，给人情绪稳定、容易相处的感觉。没有搭配好的话，会让人感到沉闷、单调、老气、缺乏活力。当需要表现友善亲切时可以穿棕褐色、咖啡色系的服饰，例如：参加部门会议或餐会时、募款时、做问卷调查时。当不想招摇或引人注目时，棕褐色、咖啡色系也是很好的选择。棕色可以安抚人的情绪，让人保持安静，宜用于西餐厅、书房等。但如果整体为棕色又会让人觉得沉闷，可以适当搭配其他亮色系，如绿色植物。

7. 白色

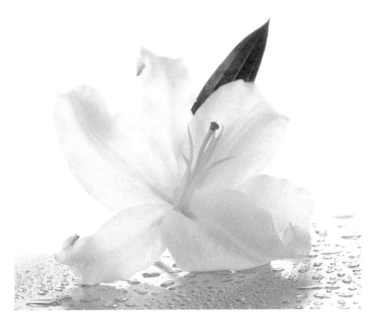

图3-9　白色

白色给人以轻快、凉爽之感。白色可以平静人的情绪，安抚人的心灵，同时还有缓解疼痛的作用。白色象征纯洁、神圣、善良、信任与开放，但身上白色面积太大，会给人疏离、梦幻的感觉。当你需要赢得做事干净利落的信任感时，可穿白色上衣，像基本款的白衬衫就是粉领族的必备单品。白色对易动怒的人可起调节作用，这样有助于镇静情绪，保持血压正常，但患孤独症、精神忧郁症的患者不宜在白色环境中久住。

8.灰色

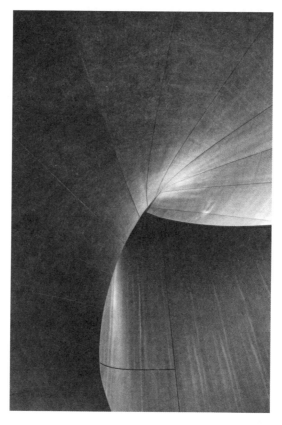

图3-10　灰色

灰色象征诚恳、沉稳、考究，其中的铁灰、炭灰、暗灰，在无形中散发出智能、成功、强烈、权威等讯息，中灰与淡灰色则带有哲学家的沉静。当灰色服饰质感不佳时，整个人看起来会黯淡无光、没精神，甚至造成邋遢、不干净的错觉。灰色在权威中带着精确，特别受金融业人士喜爱；当你需要表现智能、成功、权威、诚恳、认真、沉稳等时，可穿着灰色衣服现身。

9.黑色

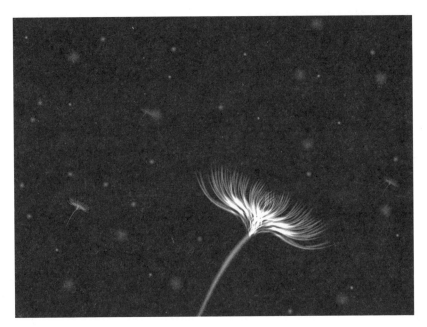

图3-11　黑色

黑色具有清热、镇静、安定的作用。激动、烦躁、失眠的患者接触黑色时，能起到安定情绪、降低紧张度的作用。黑色象征着权威、高雅、低调、创意；也意味着执着、冷漠、防御，同时视服饰的款式与风格而定。黑色为大多数主管或白领专业人士所喜爱，当你需要显示极度权威、表现专业、展现品味、不想引人注目或想专心处理事情时，以及从事主持、演示、演讲等有关的工作时，可以穿着黑色。

10.紫色

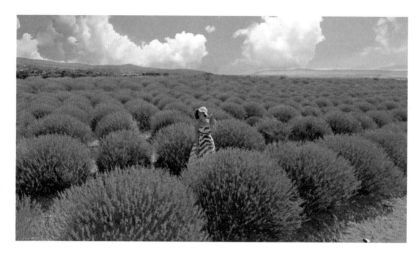

图 3-12 紫色

紫色是优雅、浪漫，并且具有哲学家气质的颜色。紫色的光波最短，在自然界中较少见到，所以被引申为象征高贵的色彩。深紫色、艳紫色是魅力十足、有点狂野又难以探测的华丽浪漫颜色。若时、地、人不对，穿着紫色可能会造成高傲、矫揉造作、轻佻的错觉。当你想要与众不同，或想要表现浪漫中带着神秘感的时候可以穿紫色服饰。紫色对运动神经、淋巴系统和心血管系统有压抑作用，可维持体内钾的平衡，有促进安静和爱情及关心他人的感觉，宜用于客厅、餐厅、寝室。

第四章

耳朵的象

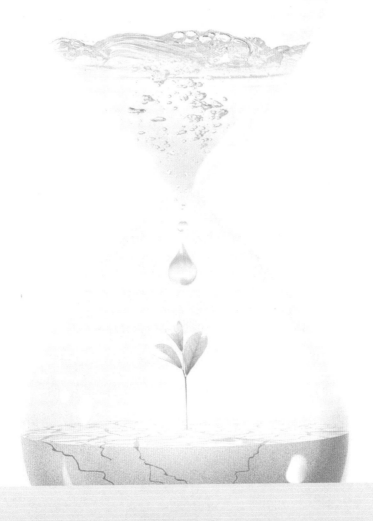

"耳"是象形字（图4-1），甲骨文和金文都像人的耳朵的形状。小篆逐渐被线条化，隶书后变楷书写作现在的"耳"，共六画，正好是开窍于耳的坎卦之先天八卦数，这是巧合还是天意？

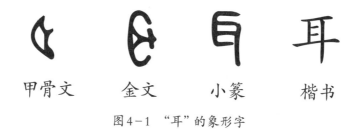

甲骨文　　　金文　　　小篆　　　楷书

图4-1　"耳"的象形字

《说文解字·耳部》："耳，主听也。象形。凡耳之属皆从耳。""耳"的本义是指耳朵。如"耳闻目睹""耳聪目明""眼观六路耳听八方"。似乎这"耳"和"目"是形影不离的好兄弟。"耳"和"目"是人们认识世界、倾听万物的重要器官，也是中医临床辨证的重要部位。眼睛是心灵的窗户，体现了"神"，从中医讲，人体的精、气、神均可从眼睛的华彩中体现出来，这也是为什么望"神"是中医望诊中极其重要的原因。耳为宗脉之所聚，气聚则成形，因此，耳和全身的关系非常密切，能反映出人体宗脉血气盈亏的状态。

"耳"有时候也引申形状像耳朵样的东西，比如"木耳""银耳"，一种生长在枯树上的菌。二者因为外形褶皱，酷似人耳朵的形状，所以，以"某某耳"来命名之。因为耳朵是长在头部的左右两侧，所以"耳"又指位置在两旁的，如"耳房"就是指正房两边的小房间。

一、观耳识人

耳朵虽然每天被使用，却不像眼睛和嘴巴那样被人重视，甚至很多时候人们都感觉不到它的存在。德国威斯巴登医院资深外科教授沃特·哈特巴赫在《耳朵里的秘密》一书中写道：实际上，耳朵里隐藏着许多密码，通过耳朵可以了解人的性格和天赋，甚至一个人的健康状况。

耳郭以弹性软骨为主要组成部分，富含血管和神经，皮下组织极少。

耳郭柔软者，代表一个人心性温顺、随和，富有爱心，通情达理，包容力较强。适合从事服务、公关、人事等协调类工作。而这样的女子才真正是水做的，其性温柔，善于站在对方的角度思考问题，是贤妻良母的不二人选。

耳郭坚硬者，往往反映出一个人脾气急躁、固执、有主见、做事有毅力、不退缩、迎难而上，有开拓精神，行事果断，执行力强，适合从事开拓、执行类工作。

耳朵大者，代表一个人充满激情、精力旺盛，性格活泼外向或者暴躁易怒。

耳朵中等大小者，代表一个人"中"的状态，性格上多客观、冷静、思维清晰敏捷。

耳朵小且圆润者，代表一个人"浓缩就是精华"，擅于开源节流，性格多内向、能静下心来专注某件事，他们的适应性很强。

二、八卦耳疗辨气机升降

八卦耳疗一向不推崇从耳朵辨病症，而是一再强调"取象"辨气机。耳朵就是一个完整的"你"，耳朵的成象就是"你"信息的投影。"你"的耳朵饱满、圆润、软硬适中，身体就越接近阴阳平衡，身体五脏六腑平衡了，性格也就平衡了；"你"的耳朵干瘪、缺损或凸起、偏软或偏硬，身体失衡的方向也就已经一目了然了。

图4-2的耳朵整体饱满、圆润，尤其耳垂大、耳朵长，这是一位88岁老阿姨之耳朵。这是典型的长寿耳，左耳主先天，右耳主后天。两侧耳朵大致相同，但仔细观察会发现后天之耳的上焦尤其是离卦区域有明显堵塞之象，它会影响整体上焦的能量，可以选择健脾组合来平衡阴阳。

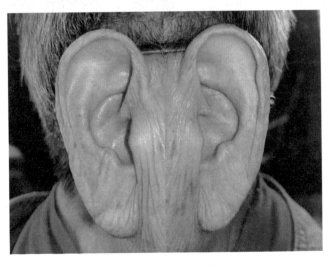

图4-2　长寿之象

图4-3的耳朵整体饱满、圆润，但是坎卦区域有明显刀痕切迹，且集中在右耳。左耳主先天，右耳主后天，所以后天的耗损导致坎区不足，需要引起重视；双耳巽、离区域能量均有过甚的表现，证明此人精力旺盛、热心肠；但由于后天坎水不足，极容易导致火性上炎，可以选择补肾组合来平衡阴阳，此图是67岁男性之耳。

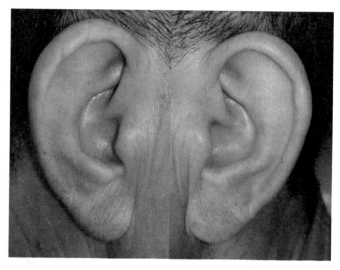

图4-3　精力充沛之象

图4-4的耳朵整体不及上两图饱满，尤其色素沉着多，几乎布满整个耳朵，最显眼的莫过于后天之耳震卦区域的黑痣，可以优选雷水解、水火既济来活血化瘀，平衡阴阳，此图是41岁男性之耳。

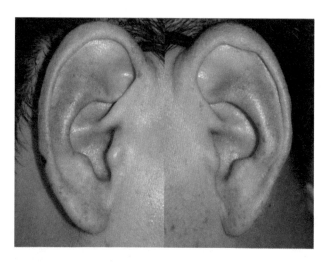

图4-4　瘀堵之象

　　图4-5的耳朵整体偏小，先后天之耳的共性都是坎水有外溢的象，也就是坎主收藏的状态不及，收藏不及则会影响其阳气升发不利所导致的一切问题。可以选用加强下焦收藏能量的组合，如补肾组合或山天大畜、坎来平衡其阴阳，此图是30余岁女性之耳。

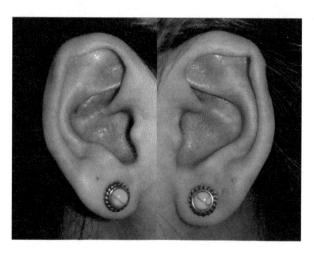

图4-5　固摄不足之象

图4-6耳朵整体匀称偏小，其耳与其人的形象偏差极大。其人就是典型的南人北相的壮汉，但耳朵界限分明呈现出细腻的三角形，最为吸引人的异常点就是震卦与离卦的黑痣，且在先天之耳上，再仔细观察巽卦区域明显增厚，此人外刚内柔，是多思之人。可以选用雷风相薄、风水涣来平衡阴阳，此图是39岁男性之耳，左眼球恶性肿瘤于39岁被摘除。

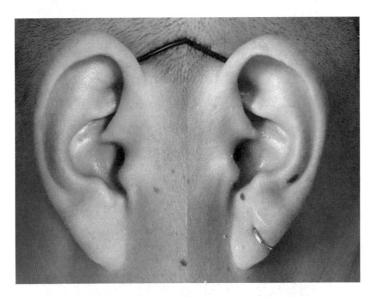

图4-6　细腻之象

图4-7耳朵整体给人的感觉似乎是红润、饱满的大耳朵，但仔细观察其"象"，身体里面布满了"山石"。用手触诊的确如此，尤其坎卦、艮卦区域，凸起的异常点如同增生的骨头；耳朵的红润似乎就是他情绪的真实写照——焦虑（因为有堵塞）。这样的硬结异常点不容易攻破，可以选取山雷颐、雷水解、水泽节来逐步平衡阴阳，并嘱咐其多接触能放松身心的

人、物、事，此图是20余岁男性之耳。

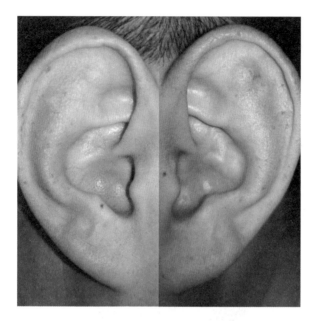

图4-7 郁结之象

三、八卦耳疗辨性格偏向

从耳朵不仅可以了解身体的"象"，还能了解一个人性格的"象"。八卦耳疗不是算命，只是延用《易经》的取象思维，从耳朵简单推断出一个人的大致性格偏向，这样也便于医者根据患者不同的性格更好地沟通、交流，让疗效事半功倍。

八卦耳疗耳诊系统中，化繁为简大致分为圆形耳、方形耳、三角形耳和不规则形耳四大类。耳如其人，但真正在相学上一定是多方结合方能更为精准。

图4-8为圆形耳，整体圆润、大气、耳垂呈抛物圆形。此类耳朵的人性格多活泼开朗，处事大气，圆融懂得变通也容易意气用事，行事冲动。如孩子是这类型的耳朵，因材施教，借助活泼好动的性格正确开发他无限的想象力、创造力、执行力，但要预防他骄傲自大、目中无人。

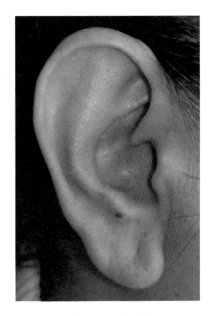

图4-8　圆形耳

图4-9为方形耳，整体给人的感觉就是方方正正的，最突显的就是耳垂，几乎就是方形。此类耳朵的人性格上原则性极强，相比圆形耳之人来说不懂得变通，所以不是那种"见人说人话，见鬼说鬼话"的圆滑之人。意志力非常坚定，方形且耳硬者甚之。如孩子是这类型的耳朵，因材施教，

借助坚韧不拔的个性引导他培养出坚强的意志力，但要防范"过犹不及""刚则易折"，把《易经》中"变易"融会贯通。

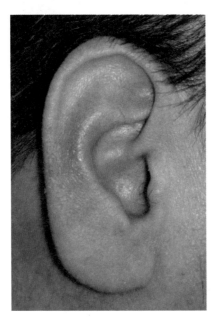

图4-9 方形耳

图4-10为三角形耳，乍眼一看就是个三角形，最突显的就是耳垂，与面部直接构成三角形的角度。此类型耳朵的人性格上偏于细腻、有股钻劲，会默默在意很多细节，极为敏感，自己往往沉溺其中，不可自拔，相对于方形耳来说，更不懂得变通，容易使自己陷入僵局。如孩子是这样的耳朵，因材施教，借助这股钻劲引导他培养出专心致志的做事态度，但仍要防范孩子过于追求完美而变得钻牛角尖，走极端。

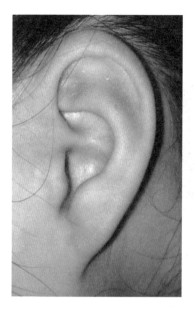

图4-10　三角耳

图4-11至图4-13都归属于不规则耳形，形状各异。此类型耳朵的人性格上多不按章出牌，令人难以摸透，"变"数比较大，容易随自己的心性特立独行，不在乎结果。如果孩子是这样的耳朵，越小越容易介入改变，可以用"实则泻之，虚则补之"的方法来处理。比如，图4-11艮卦区域明显不及，可以把艮卦区域往外侧多牵拉，水滴石穿，日积月累后耳形慢慢就会改变。耳形改变了，身体、个性也就随之而变了。这类人同样可以因材施教，借助孩子多变的个性培养出"变易"的奇才，如谈判专家。

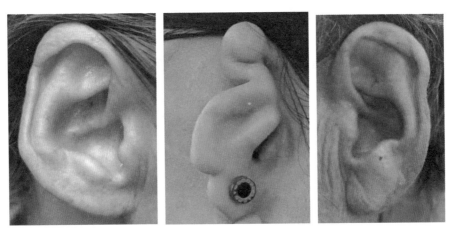

图4-11　不规则耳　　　图4-12　不规则耳　　　图4-13　不规则耳

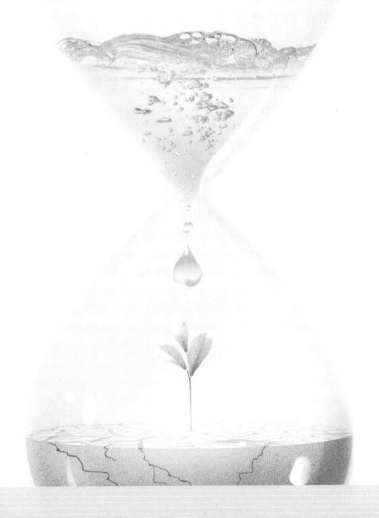

第五章
耳朵上的"易画"

随着近年来中医药大力的推广，了解耳诊、耳疗的人越来越多，尤其是八卦耳疗这门简、便、廉、效的中医外治疗法，普及工作更是不容忽视，"一户一中医"，一个家庭只要有一个掌握了一门中医外治疗法的成员，就能潜移默化地改变家人的体质，预防疾病和调理一些简单的基础疾病。

耳疗能被广泛传播，就是因为其简单、方便，且疗效稳定。唯一存在的弊端就是"痛"！体弱的老人、稚嫩的孩童以及痛觉神经敏感的年轻女性被贴上病症相应部位后，即使有效果但疼痛难耐，不能坚持疗程，半途而废，实为可惜。

八卦耳疗最新推出耳朵上的"易画"，是实现无痛耳疗的简便方法之一。只要知道八卦方位在耳朵上的分布，就能利用八卦五色贴（摘掉因刺激导致疼痛的王不留行籽）直接在相应卦位贴取含有五色、八卦信息的圆形胶布即可，这是方式之一：如图5-1至图5-3；方式之二（没有八卦五色贴的朋友，只要明白八卦耳疗的使用原则，谨记，必须系统学习过亦可直接在相应卦位画上"卦象"）：如图5-4至图5-6，分别主治眼疾、牙疼、偏头痛。

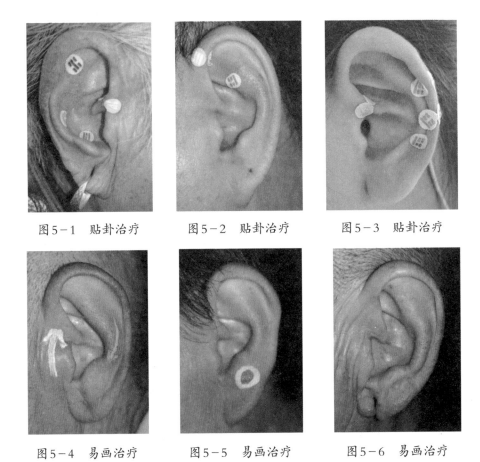

图5-1 贴卦治疗　　图5-2 贴卦治疗　　图5-3 贴卦治疗

图5-4 易画治疗　　图5-5 易画治疗　　图5-6 易画治疗

　　如果对上述案例知其然而不知其所以然，建议不要贸然模仿套用！运用此方法必须要有八卦耳疗基础班和精讲班知识的储备，或者精通易医理论才可取得事半功倍的效果！否则任何一种方法都可能致病。"治病"与"致病"仅为一念之差，即使最为简便的艾灸亦是如此。

　　八卦耳疗"易画"疗法，本质上是有别于普通治疗方法的。它不用一针、一药如何达到调理阴阳平衡的目的？它是如何作用于人体的？到底是迷信还是高维智慧？

一、何为迷信

　　台湾的曾仕强教授曾讲："信是迷信，不信也是迷信，那到底什么是真信？就是不可不信，又不可全信。真信实际上就是内心在某个事情上，真正地明白了，体验到了这个事情的真相，体验到了，明白了，就谈不上信或者是不信，更谈不上怀疑了，就算是真信了。目前，人们有很多事情真的弄不清楚，然后就说那个是迷信。从现在开始一定要把《易经》的象、数、理三个东西都弄清楚，然后人们才能判断是不是合理。象，其实是伏羲氏找到两个最简单的象：一个是打结，另一个就是松开。用今天的话来讲，《易经》就是开和关。人们看所有的电灯都是开关在控制。打开了它就亮了，关了它就黑了。阴就是关了，电不通了。阳就是开了，它是能量、是精神方面的东西。人们以前以为精神就是精神，物质就是物质。因为人们不相信老祖宗的话，直到爱因斯坦提出'质能是互变的'。能量会变成物质，物质会变成能量。我们让物质以最快的速度运动，运动到最后就变成能量了。能量的速度慢下来，最后又变成了物质。物质就是能量，能量就是物质。老祖宗很早很早就告诉人们阴极就变阳，阳极就变阴。阴阳本来是互变的，不是固定的。数从象来，还是象从数来？中国人有句话叫作'心中有数'，当心中有数的时候，去看象，象就是数的表现，数是象的内涵，数字变化万千，象就是包罗万象。为什么人们都相当主观？因为人们心中已经有数了，才去看的那个象。"

　　关于迷信，相信很多人都有自己的解释。大多人的直观感觉应该如出一辙，认为迷信是贬义的，是很低层次的东西。迷信其实是对于事实真相，没有搞清楚，没有搞透彻，人们又盲目的相信、不理解的相信，那才叫作迷信。迷，是解释不通称为迷；信，是客观存在。所以解释不通的又客观存在的现象称之为迷信。说到这里大家应该明白了，迷信是一种个人行为而不是事物本身。对于事物本身而言它只有正面和负面之分，没有迷不迷信可言。所以别一听到不理解的学问就说是迷信。换句话说不经过思考和调查的武断，而盲目的拒绝才是迷信。

　　关于"八卦耳疗"、关于"易画"是否是迷信，不科学的？有待各位读者老师、前辈们花时间去搞清楚、搞透彻。不要盲目地相信在下，也请不要盲目地相信自己！未知的世界定会被尖端科学逐步揭开神秘的面纱。科学与迷信既是对立又是统一的，为什么这么说呢？目前科学逐步发展，原来被认为是迷信的一些事物和现象逐步被科学所证明，它们具有统一性；而仍然未被科学证实的大量事物和现象，目前不能被大众所理解，现有的科学知识与其又具备对立性。因此不要简单地否定，这不是科学的态度，人们必须承认历史，正视现实，从客观的角度进行深入的探讨和研究，才能剥开迷信的外衣，发现事物的本质。八卦耳疗团队目前要努力做的，就是不断临床验证，通过物质的转变来倒推能量、信息的客观存在。

我们在浩瀚的宇宙之中，看不见的东西，不等于不存在；存在的东西，不一定能看见。有这样一个故事：弟子问佛祖："您所说的极乐世界，我看不见，怎么能够相信呢？"佛祖把弟子带进一间漆黑的屋子，告诉他："墙角有一把锤子。"弟子不管是瞪大眼睛，还是眯上眼睛，仍然伸手不见五指，只好说我看不见。佛祖点燃了支蜡烛，墙角果然有一把锤子。佛祖问："你看不见的，就不存在吗？"弟子顿悟。

发明家爱因斯坦之所以取得伟大的成就，除了勤奋，更重要的是他相信"看不见的未知世界存在着什么"，于是不受传统观念束缚，敢于冲破禁区而创立新说。

现代科学家们根据数据研究发现，宇宙中有96％是由暗物质和暗能量（无形）构成，而人们能够看到的物质（有形）占比不到5％。也就是说，人们能够看得见、摸得着的物质，只占宇宙极小的一部分，剩余的物质人们不仅看不见，而且连它们是由什么组成的都不知道，然而它们才是宇宙中的主流，终有那么一天，能证明它们真实的存在。这些暗物质和暗能量如果未来有一天真的被证实，人类的宇宙观也会随之受到颠覆。

人们要时刻保持一颗敬畏之心，尊重一切自然规律，要不断地去"悟"！

二、何为高维智慧

北京大学刘丰教授多年来一直在做一件事，那就是只运用了来自科学的四个基本概念（维度、能量波、投影、全息），来解读不同的人类智慧系统。刘丰教授把量子力学等前沿科学与中国传统哲学、佛教理论等熔为一炉，提出生命中最重要的事情就是提升人们的维度。

人们看到的实体包括人，全是能量波成的像，而能量波没成像的能量集合是什么呢？是信息。那信息是什么呢？最简单的信息是正弦波。只要起一个波，就是人们说的一念，佛教讲一念一众生。

1. 刘丰教授解说"智慧"

"智慧"二字，"智"是看得见的知识，是在三维空间固化的信息，"慧"是看不见的知识，是超越三维空间的高维宇宙能量。所谓的智慧就是借由三维空间的信息去悟道高维宇宙能量。而所有的智慧都可以找到一个通向高维宇宙空间的同一个通道，大道至简、大道异同。东方智慧从最高的N维智慧乃至N趋于无穷大来看宇宙，它讲天人合一，它讲无上正等正觉，它讲唯一的神（明）。只有N维，N趋于无穷大，才符合无上，才符合无极，才符合无一。所有的理论，都是让人们当下获得喜悦，当下连通高维智慧。只有当下是连接高维的，而连接高维的一瞬间可称之为"开悟"。

2. 刘丰教授解说"音声法门"与"咒语"

佛学的音声法门是通过唱颂连接高维能量，用来净化身心。声音是一种能量，对物质可以产生影响。科学已经证明物质的结合和分离是声音振波的作用。同样，声音对身体也会产生作用。人们的身体是个发声器，"音声法门"就是通过唱的方式让自身真实的体会而受益。旋律本身能带动身体的气脉，法音超越听觉，能快速收摄听者的心，在此状态下杂念减少，心会稳定，对身心灵能产生很大的利益。藏传佛教中所有一切咒语的根本咒音有三个音：嗡—阿—吽。

嗡：是宇宙生命能量的声音，是头顶音。

阿：是一切生命开始的声音，是开口音，从心到喉部的发声。

吽（hong）：是物质地球潜藏能量的声音，是开口音，下至丹田而上的发声。

这三个咒音是衔接宇宙、生命、大地的能量，能净化人们身、口、意三门。刘丰教授解说，"嗡"是代表高维，"阿"是三维和高维临界态，"吽"是三维能量状态。"嗡"代表天，"阿"代表人，"吽"代表地。"嗡"代表意，"阿"代表口，"吽"代表身。

咒语是内在高维能量关系投影在三维空间的呈现，当人们念咒语的时候，就是在与高维能量进行调频，跟人们内在高维能量产生共振，这就是持咒的作用（摘自刘丰教授讲义）。

简单来说，高维智慧其实就是超越三维空间的学问，同时也无时无刻不在影响着人们三维世界，高维的世界还有太多太多未解之谜，待人类去探索。现在科技高度发达，但是人的灵性却越来越差。比如，现在这个传播迅速、信息透明的时代，人们似乎什么都能看得见，但却什么又都看不见，人们能看见的都是别人想让他们看见的，其实，就似"盲人摸象"，一点不"明"。

高维智慧其实是生命体的一种极其重要的生存能力，其核心特点就是能够使用间接信息达成期望效应。事实上，许多动物都表现出令人惊讶和叹服的高维智慧。例如，蝙蝠能够用超声波定位，捕捉到小小的蚊子，其中，超声波信号就是蝙蝠使用的间接信息。蝙蝠是一种夜间出没的哺乳动物，视力很弱但却主要以夜间出没的飞蛾、飞虫等昆虫为食物，它们视力很差却在飞行中又不会撞到任何障碍物，这是如何实现的呢？科学家们对这一现象做了如下实验：第一次实验，在一个屋子里绑上了很多的绳子，上面挂了许多的铃铛，他们把蝙蝠蒙上眼睛，但是蝙蝠却并没有撞到绳子。第二次实验，科学家们把蝙蝠的嘴巴堵住，又放飞了蝙蝠，结果蝙蝠在屋子里把铃铛撞地响个不停。第三次实验，科学家们把蝙蝠的耳朵蒙住了，结果蝙蝠又撞到了障碍物。综上所述，蝙蝠的飞行就是靠嘴巴发出超声波，超声波撞到障碍物之后就会反射回来，蝙蝠的耳朵接受了这样的超声波就会避开附近的障碍物。科学家也因此从蝙蝠身上得到启示，发明了雷达，目前雷达主要运用在军事、天文、航海航空等方面。除此以外，信鸽是如何做到千里传书的，它们为什么可以精确定位并送达信息呢？美国西海岸出生的雌海龟，在其成长过程中可以横跨太平洋来到中国活动，但仍可以在产卵后回归美国西海岸的出生地？是谁赋予了它们这样的生存智慧呢？太多太多的生物现象对人类而言简直不可思议。

医学临床上能否使用间接信息来达成期望效应，链接高维智慧呢？假设，八卦耳疗的"易画"就是希望通过在三维世界借助物质来模拟高维世界的"象"，链接高维信息投影到三维世界中，与"象"同频共振转化成能量，促进天人合一，那如何验证假设成立呢？

回顾古代，中国人虽然生产力低下，但对宇宙的认知程度却是非常精准的。现代人科技水平高，虽然早已"上了天"，但对宇宙的认知却远远不如古代人。比如古人提出的天人合一，什么是天人合一？人体有365个经穴，一年刚好365天。人体有四肢，一年刚好四季。人体有12条经络，一年刚好12个月。脊椎有24节，一年刚好24个节气。人与大自然完全吻合，这就叫天人合一！人类最高智慧，就是把自己融合进万物运转的时空循环当中。因为大到宇宙天体运行，小到人体五脏六腑，其运行逻辑上都是一样的。

2017年，一项与生物钟有关的研究成果获得了诺贝尔生理学或医学奖。其三位科学家深入地研究了生物钟现象，并且阐释了其内在的原理。生物乃至自然万物都是按一定的周期和规律在运行，它是生物体内一种无形的"时钟"，实际上是生物体生命活动的内在节律。它是由生物体内的时间结构序所决定，大多数生物有机体对于环境变化会做出预测和反应。他们研究的其实就是人们平常所说的"子午流注"。西方人现在才发现人体生物钟，而《易经》《黄帝内经》里早就已经详细地描述了人体与自然界昼夜节律、四季节律、年节律、六十年节律等是合一的。

《易经》的缘起——《河图》《洛书》是高维智慧的象征，它没有文字的界限，我认为不仅地球上的人不经过文字翻译就能看懂，而且星球上有灵性的高等动物亦能接受这个图的信息，因此，它是打破了时空界限的"图象"信息。所以，《易经》被称之为群经之首、万物之始！而"象"正是这个高维智慧结晶的投影源。

"易画"疗法，是八卦耳疗团队在对宇宙自然无条件持恭敬心的前提下，借助"象"这个高维世界的投影源作用于人体，实现诊治疾病的功能。但凡你有一点不恭敬，这个能量信息就跟你贯通不了，就会变生障碍，所以古训"医不叩门""不信者不治"！通过长期大量"易画疗法"临床实践、验证、总结出"立象"的确可以"尽意"！经过深思熟虑，决定把我的一点点心得体会整理出来，不敢私藏。哪怕背上封建迷信的恶名也好，不改的仍是初心，希望借我所悟"道"和悟"到"的浅薄经验给世人开启解读《易经》耳目一新的体验之门。

　　"易画"疗法的核心是"象","象"是"八卦"的投影源,"八卦"是高维度智慧的"象"在三维世界的成像,二者共生共存。因此,"易画"疗法与常规疗法存在维度的区别,如没有系统的学习过八卦耳疗象思维在临床中的"成象"运用,不建议随意生搬硬套,用得不恰当,不但没有疗效,反而会破坏身体阴阳平衡,让老祖宗的大智慧蒙受不白之冤!谨记!

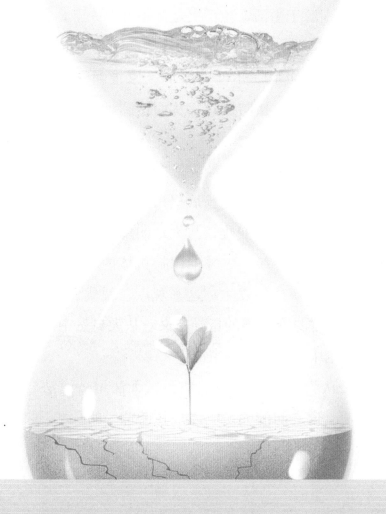

第六章

易经与养生

《易经》是一部古老而又璀璨的文化瑰宝，其蕴含的智慧，其大无外，其小无内，无所不包，无处不在。涉及的领域相当广泛，古人用它来预测未来、决策国家大事、反映当前现象，上测天、下测地、中测人事。集天文、数术、医术、兵法、治国方略、做人处世、道德修养和事物发展变化等为一体，许多诺贝尔奖得主是借助了它的智慧而成功的。事实上，《易经》源于生活，生活更是离不开《易经》，此时此刻让人们深入到易学与养生浩瀚的海洋中去畅游一番吧！

养生，动词也，亦可为名词。原指通过各种方法颐养生命、增强体质、预防疾病，从而达到延年益寿的一种生活方式。

四时养生是《黄帝内经》在"天人相应"整体观指导下，总结先秦诸子百家养生经验后提出的，它强调养生保健要顺应自然界的季节气候变化，与天地阴阳保持协调平衡，以使人体内外环境和谐统一，才能保持机体内环境的稳定性，延缓衰老和避免疾病的发生。这一观点在现代人类的养生保健活动中，同样具有重要的指导意义。从大自然中"取象"是中医养生理论中极其重要的来源。

老子认为："人法地，地法天，天法道，道法自然。"人与天、地、道之间的关系应该是和谐统一的（源于取象）。自

然界是人类生命活动的根本，人要健康长寿就必须顺乎自然
"取象"规律。

　　唐代"药王"孙思邈曾经说过："不知易，不足以言大
医。"明代杰出的医学家张介宾也曾留下"易医相通，理无二
致"的说法。从某种意义上讲，通"易"者，通"医"很容易。
就像一句老话说的"秀才学医，笼中捉鸡"。所以，接下来我
会从"象"的角度来进一步解析《易经》六十四卦的"卦象"
在养生之道上的重要警示。

一、养生先养气

养气就是养命，气是什么？前面篇章已经介绍过，"气"就是信息的能量体现。

从国学的角度来说，有气才有质，为气质；有气才有力，为力气。有的人"底气十足""朝气蓬勃"，有的人"有力无气"或者"气急败坏"；人一旦气不足，"歪风邪气"趁机侵入人体，各种疾病出现了，然后就"元气大伤"，严重者为"气若游丝"，"上气不接下气"。可见气是人们的生命本源，养气就是养命，心平才能气和。

"气"是生命的本源。中国人常说："人活一口气"，人死了就叫"咽气了"或者"没气了"。那么在易学和中医上，这个气到底是一个什么概念呢？气对于生命到底有什么重要意义呢？人们又应该如何保养体内的气呢？

早在三千多年前，当人类思考"人是怎么来的"这个人类起源命题的时候，世界上很多地方的人回答不出，就说人是上帝创造的。《易经》认为，人是由一种物质构成的，这种物质就是"气"。气是构成万物的本源，聚则成形，散则为气。

《易经》中有非常著名的八个字："天地氤氲，万物化醇。"就是说最早的混沌原始之气，是构成人的最早的基本元素。人是由"气"化成的，由此来解答生命的起源。这个气就在于宇宙的运动，由于宇宙运动产生了这个气，即"天地氤氤，万物化醇"。

再看"易"字，"易"在甲古文中，是一个象形文字。它由一个日和一个月组成，由此可知它是宇宙天体的一部分，强调的是宇宙天体运动。最早的人类就是由气慢慢演化成各种各样的物质，最后演化成人，然后男女交媾，阴阳合德产后代。以此解释人的产生，从古至今都是经过了气的物质化，这是个过程，最后其实人的生存就是一口气。《易经》告诉人们这个"气"是一种"氤氲之气"，这氤氲之气开始就是一团氤氲在一起的气，然后阴阳气化形成阴气和阳气，阴气阳气相互作用，才诞生了各种各样的万事万物。易经中讲：易有太极，是生两仪，两仪生四象，四象生八卦。由此可见生命的形成过程，是逐渐的气化过程。

支撑人生命的三种气：清气、水谷之气、先天之气。

1. 清气

清气就是天空中清明之气，可引申为光明正大之气，人体之正气、阳气，具有濡养滋润官窍的作用，对人类的生存和生产有重要影响。

2. 水谷之气

"气"的繁体字是气下面加一个"米"字。它说明了"气"含有水谷之气的意思，这种气是给身体增加能量的，人不吃饭，就会气不足。《山海经》中提到了一种动物，青色的毛，红色的脚，只有一条腿，它有一个特点是只吃气，其他东西不吃，这就给后人的养生创造了"辟谷"这一理论。对于"辟谷"，本人认为还应该辨证地看待。古代道家有"食气功"的养生方法，就是吞咽这个气，叫作吞日精和月精，是在太阳刚刚初升的时候吞一次，日中的时候吞一次，日落的时候吞一次，共吞三次。人们面对日光做深呼吸，同时把这个日光中的气叫作日精，可以增加人们身体的阳气。当体内元气充盈之时而饥饿感就会消失，因为谷物为后天之阴，体内无阴则不思食，从而出现"辟谷"现象。中医常说"有胃气则生，无胃气则死"，这就是常人摄取后天水谷之气的重要思想。

3. 先天之气

先天之气就是藏于肾精的这种气，就是元气，它和肾精有密切关系。因为这种气是化于精，而精是藏于肾的。古代此"气"字写作"炁"。它是"无"下边加四点水。这说明，"气"是从"无"中而来，是先天而来、与生俱来的，它不像空气、水谷之气通过后天的呼吸、饮食而得来的。这种气和精有密切的关系，它对于人体来说就像个火种，要节约使用，这个气要是用完了，那么肾阳也就会熄灭，命门就会衰败，生命之火也将熄灭。所以，肾精的这个气，人们一定要好好保养，开源节流，省着点儿用。

二、养生的基础就是阴阳平衡

太极图中间为什么不用一条直线分开两方，而是似S形呢？这是因S形象征着太极图是不停地在维持着阴阳的动态平衡，因此，养生也要注意协调阴阳。阴阳平衡就是阴阳双方的消长转化保持协调，既不能过分也不能偏衰，要保持一种协调的状态。其实质是阳气与阴精的平衡，也就是人体各种功能与物质的协调。阴阳平衡是生命活力的根本，养生的宗旨就是维系生命阴阳之气的平衡。

为什么阴阳平衡这么重要呢？《黄帝内经》有一句话，叫作"生之本于阴阳"，就是说生命的生理病理，都是本于阴阳的。明代医学大家张景岳说，阴阳在《黄帝内经》已经很完备了，但是要了解它的变化无穷，人们还得要研究《易经》。要把《易经》和《黄帝内经》不断地联系，运用它们的理论，来阐述中医学的道理。调整阴阳，让人的阴阳之气保持协调、保持平衡，只有这样，才能达到养生目的。

三、养生"取象"的唯一标准就是"天人合一"

《易经》当中非常重要的理论之一就是"天人合一"。天和人是相应的，主要是人与天地相应，那么"天人合一"的理论对养生又有什么指导意义呢？《黄帝内经》有一句话叫作"天地合气，命曰人"。意思是说，人是天地之气组成的，人体的物质基础都来自天地，所以人的一切都离不开天地。既然如此，人的养生当然也不能离开天地了。

养生要顺应天地，本质上就是说人必须要顺应天时地利的变化，顺着这个变化，养生才是正道，若是违背天时的阴阳气化规律，就是背道而驰。其中的奥秘就是效仿"天地之象"，遵循阴阳运行的规律，春生夏长，秋收冬藏，顺势而为。春三月，此谓发陈；夏三月，此谓蕃秀；秋三月，此谓容平；冬三月，此谓闭藏，中医养生就是根据四季特点采取不同的"取象"方案。

四、养生的最高境界"养心"

中医的最高境界是养生，养生的最高境界是养心，养心最好的方法就是修心养性。

心是什么？为什么要修心呢？你看随心所欲的人往往会心浮气躁，财迷心窍的人往往会枉费心机，心里有鬼的人往往会心惊胆战，诚心诚意的人往往可以问心无愧，心平气和的人往往会明心见性，雄心壮志的人往往会心想事成，心灵手巧的人往往都是蕙质兰心，可见心就是人的品德修养，修心就是修品德，好的品德才会有好的性格，好的性格才会有好的人生。

所以，就养生而言，下士养身，中士养气，上士养心。看一个人也是一样，观相不如观气，观气不如观心，观心不如察其德。

1. 十二消息卦与养生

养生就是身心双修，以提高生命质量。十二消息卦实质是从六十四卦中提取了十二个阴阳消长顺序"象"最直观的卦，它比六十四个单独的卦更直观地说明了人的一生发展的自然规律。十二消息卦代表了一年十二个月、一天十二个时辰、人的一生（生、长、壮、老、已）的阴阳消长的变化（图6-1）。

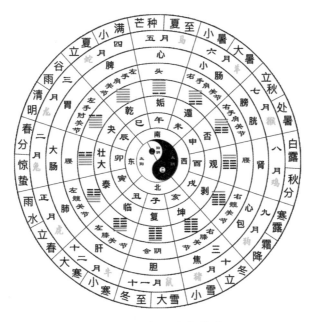

图6-1　十二消息卦图

如图6-2子时地雷复卦，一阳来复，犹如人之初生。此时阳之质纯粹、充满生机，有无限的遐想空间，故在此时的婴幼儿生长迅速，下面唯一的阳爻就似婴儿的腿脚，故婴幼儿最好动的就是下肢，躺在床上一点不消停，乐呵呵地踢着腿生发着阳气；但从量上来说，仅有一阳，所以下盘不稳，尚不能独自站立和行走。从养生来说，子时是一天中最黑暗的时候，阴极必阳，阳气开始生发，但尚微弱，所以定要固护好。此时，把睡眠养好了，就是最好的固护。在鬼门关走过一回的人，大病初愈，就犹如坤卦向地雷复卦发展的象，想要快速恢复，没有捷径，只有靠"藏"。也告诫后人，不要好高骛远，想要实现不凡的抱负，就必须脚踏实地、行稳致远、进而有为。徐特立曾言："台阶是一层一层筑起的，目前的现实是未来理想的基础。只想将来，不从近处现实着手，就没有基础，就会流于幻想。"

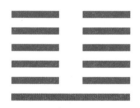

图6-2　地雷复卦

如图6-3，图6-4丑时地泽临渐长至寅时三阳开泰，阳气逐渐增长，孩童的腿脚越来越发达，开始可以站立、行走、奔跑了。此阶段亦犹如《素问·上古天真论》曰："女子七岁，肾气盛，齿更发长；二七而天癸至，任脉通，太冲脉盛，月事以时下，故有子。""男子八岁，肾气实，发长齿更；二八，肾气盛，天癸至，精气溢泻，阴阳和，故能有子"的阶段。从养生来说，好动是孩子的天性，尤其在三阳开泰、春光明媚的时刻，多让孩子户外运动，与天地合一，方能茁壮成长。当处于泰卦阴阳和合的最佳生命状态中，谨记要学会固守阳气。阳气不在乎多，而更在乎的是能否潜藏，尤其不要沉迷游戏，欲壑难填，熬夜伤身。

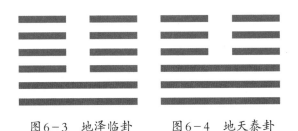

图6-3　地泽临卦　　　图6-4　地天泰卦

　　如图6-5、图6-6、图6-7卯时雷天大壮、辰时泽天夬、巳时乾卦，阳气渐长，阴气渐消，直至阳刚全盛的乾卦，此阶段是血气方刚、年富力强的时期。犹如《素问·上古天真论》曰："女子三七，肾气平均，故真牙生而长极；四七，筋骨坚，发长极，身体盛壮。""男子三八，肾气平均，筋骨劲强，故真牙生而长极；四八，筋骨隆盛，肌肉满壮"的全盛阶段。十二消息卦中，从一阳始的复卦、到二阳生的临卦、到三阳开泰的泰卦、再到后面的大壮卦、夬卦与乾卦，总体而言是属于阳气不断生发、生长的时期。从养生来说，孔子曰："君子有三戒：少之时，血气未定，戒之在色。"就包含了此六卦的人生阶段。孔老先生提醒后人，此阶段尤其要注意对这个"色"的把握与戒守，因为如果在阳气生发的阶段对"色"戒守不当，便会严重损耗甚至危及阳气的正常生发，当然了，这里的"色"不仅仅指的是男女之事，孩童阶段根本没有，而是广义的包含了所有当下对色、香、味、触的欲望，这也是当下孩童或青年感情脆弱、患得患失、浮躁不安、弱不禁风的源头。

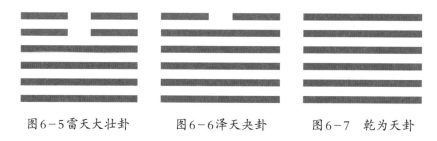

图6-5雷天大壮卦　　　图6-6泽天夬卦　　　图6-7　乾为天卦

如图6-8、图6-9、图6-10阳极必阴，这是亘古不变的自然规律。午时阳气始收，一阴生天风姤，随后，阴渐兴而阳渐衰，逐渐发展成未时天山遁、申时天地否。人到达了全盛状态之后，必然就是"亢龙有悔"。从养生来说，在阳气生发、生长的阶段顺应养生法则，不因物资充盈而无节制地挥霍，到了阴长阳消的阶段才能细水长流。此阶段就相当于《素问·上古天真论》曰："女子五七，阳明脉衰，面始焦，发始堕；六七，三阳脉衰于上，面皆焦，发始白。""男子五八，肾气衰，发堕齿槁；六八，阳气衰竭于上，面焦，发鬓颁白"的人生阶段。孔子曰："君子有三戒：壮之时，血气方刚，戒之在斗。"此阶段，人生阅历相对丰富，在各种复杂的人事关系及利益竞争中如何戒斗呢？孔子老先生给出的建议是要懂得合理规避不必要的争斗，否则容易深陷泥坑，带来不必要的麻烦甚至危及自己的人生发展。姤者遇也，代表此时会遇到各种或明或暗的利益争夺与挑战，而且姤卦也说"女壮，勿用娶女"，明确告诫人们要懂得不能太过高调、太过强势，尤其是女性；接下来遁卦，遁者退也，《易传》有云："君子以远小人，不恶而严。"身处社会之中，难免碰着各类各样的小人，彻底撕破脸皮，争论不休是毫无意义的。孔老先生明确指出：君子要避开见识短浅的小人，并严肃对待他们。君子要懂得远离小人尽量避免与其发生争斗，否则非常容易陷入"否"的境地，最终得不偿失。

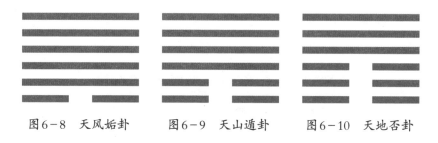

图6-8　天风姤卦　　　图6-9　天山遁卦　　　图6-10　天地否卦

如图6-11、图6-12阳气总数陆续减少，阴气日渐增多，从酉时风地观到戌时山地剥，唯一仅存的阳爻还是虚越在外的，其综卦便是一阳始生的复卦。从养生来说，这个阶段就是要懂得如何"收"、如何潜阳、开源节流、剔除妄念。犹如《素问·上古天真论》："女子七七，任脉虚，太冲脉衰少，天癸竭，地道不通，故形坏而无子也。""男子七八，肝气衰，筋不能动，天癸竭，精少，肾脏衰，形体皆极；八八，则齿发去。肾者主水，受五脏六腑之精而藏之，故五脏盛，乃能泻。今五脏皆衰,筋骨解堕,天癸尽矣。故发鬓白,身体重,行步不正,而无子耳"的人生阶段。在此阶段,孔子老先生告诫后人:"君子有三戒:老之时,血气既衰,戒之在得。"当一个人的精力、生命力以及创造力等都在日益衰弱的时候,就该选择合适的时机退位让贤,把机会留给更有才能的年轻人。如果此时还要强迫自己像年轻时那样激情满怀、热血沸腾、这也舍不得、那也放不下、不愿意让贤、终将加速耗竭自己,不仅时间、精力可能被"剥"尽,而且德望也有可能被剥掉,此时养身养心便是第一要务了。所有其他的名也好利也罢,都不要过于执着。要懂得老子"功成身退天之道也"的智慧,尽量学会去观照深层次的生命维度,努力修炼好自己的德望。

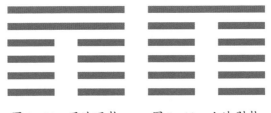

图6-11 风地观卦   图6-12 山地剥卦

如图6-13再继续发展到亥时,是阴长阳剥为全阴的坤卦,一生生机熄灭了。从时辰养生来说,亥时(21点至23点),三焦经当令。三焦是连缀五脏六腑的那个网膜状的系统,三焦一定要通畅,不通则生病。亥时的属相是猪,猪吃饱了哼哼唧唧就睡。所以人如果在亥时能像猪一样啥事不想进入梦乡,百脉皆可休养生息,对身体十分有益。只有让身体在休息中得以修复，子时才能获得新轮回的良好条件——一阳来复。此阶段犹如《灵枢·天年》曰："五脏皆虚，神气皆去，形骸独居而终矣。"也可视为投胎转世、新生命的开始。岐伯曰："血气已和，荣卫已通，五脏已成，神气舍心，魂魄毕具，乃成为人"。坤六段就是"空"的象，"空"则是血气和、荣卫通的先决条件。当五脏成、魂魄具、成为人呱呱落地的那一刻就是由坤卦顺转到复卦的美妙时刻。

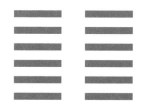

图6-13　坤为地卦

本章着重告诫人们要顺应生命的自然规律，顺应阴阳消长变化，调摄精神，亦上医治未病也。

《性命圭旨·时照图》曰："人之元气，逐日发生。子时复气到尾闾（长强），丑时临气到肾堂（命门），寅时泰气到玄枢（悬枢），卯时壮气到夹脊（神道），辰时夬气到陶道，巳时乾气到玉枕（风府），午时姤气到泥丸（百会），未时遁气到明堂（印堂），申时否气到膻中，酉时观气到中脘，戌时剥气到神阙，亥时坤气归于气海矣。"十二个时辰，刚刚好是小周天循环一周。人能使此二脉通畅无阻，则百脉皆通而无疾矣。这又是不同角度的养生指南。临床上可借助子午流注、五运六气的转换时刻在其相应卦位布上相应卦贴或卦象（易画），以最大限度地实现"合一"，达到养生、保健、祛病的目的。例如：节气转换的交接时刻若在子时，可在子时布上地雷复卦或在尾闾画上地雷复，模拟天地转换当下的信息能量场。

2.六十四别卦与养生

十二消息卦用最直观的阴阳消长图整体概括了一年十二个月、一日十二个时辰、一生生老病死的自然发生、发展的规律。学习了解了人生的必然规律，明白了如何让生命更具智慧。一切有为法，如梦幻泡影，如露亦如电，应作如是观。

而六十四别卦的卦象又将如何来阐述身心双修的易道呢？本书会采用卦象与卦象对比的方式来立体拓展。

（1）地天泰与天地否

《易经》中非常重要的两卦，泰卦与否卦，这两个卦在《易经》六十四卦里处在非常重要的地位，尤其对人生有非常大的启示作用。不懂得泰卦和否卦，人生难免会走很多弯路，所以人们一定要懂得这两卦所蕴含的人生智慧。

泰卦（图6-14）：当处在人生辉煌的巅峰时期，为人更要谦虚谨慎，保持空杯心态，多听取他人的意见，时刻自我反省，清扫垃圾。因为泰卦来之不易，更需要用心维护来之不易的成功，防止因为骄傲自满，疏忽大意，泰极否至，乐极生悲（坤六断就似诸多人追求的"空"的状态，乾三连就似辉煌的筑基，也意味着要想得"空"，就必须夯实地基，"泰"不是随随便便就能实现的）。

否卦（图6-15）：当处于人生低谷的困境时，不要自暴自弃，心生烦意，人生不可能一帆风顺，当遭遇磨难时，只要心中有信念，就一定能走出人生的困境实现否极泰来（"否极泰来"是什么象？就似沉下心来将不良情绪落"空"，阴极阳至）。

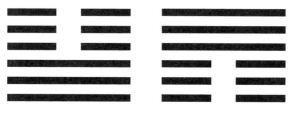

图6-14 地天泰卦　　图6-15 天地否卦

泰卦与否卦是相邻的两卦，上上签的泰卦转变成下下签的否卦时，往往就是一念之差；想要从否卦再回到泰卦，达到否极泰来，需要经历六十二卦才能达到。以此告诉人们，前途是光明的，道路是曲折的，要想实现逆转，需要付出更多的努力，否极泰来是一个漫长艰辛的过程，一定要有心理准备，不轻言放弃。泰卦来之不易，否卦却可以瞬间形成，所以人们要时刻保持"空"的状态，不卑不亢，努力学习，不断提升。

如果用"象"思维来直观泰卦与否卦，把它们当成一棵大树来看，会看到了什么？再把它当成一个人身来看，又会看到了什么？如果当成大树来看，泰卦的下面三阳爻就相当于大树的根，上面三阴爻就相当于树杈、分枝、枝繁叶茂。而否卦呢？相当于空心树，已无力承受以往所生长出来的枝繁叶茂，是上实下虚之象。就人体而言，泰卦上虚下实，下盘稳健，心态乐观。下三阳爻与上三阴爻刚好阴阳平衡，处于人身最佳状态。下盘稳健有力，精力充沛，上面头脑清明，积极乐观，有无限的想象力、创造力，生发之象；也象征着人的"空杯"心态，能三生万物。就放五脏六腑而言，泰卦坤为脾，地本在下，却具有升清的功能，将营养上输心肺化生气血，濡养头颅、四肢、周身，才能使人脑清目明，肢体稳健有力。乾为头、为大肠，意味着大脑应该跟大肠一样，要定时清空，排除糟粕。这样保持正常新陈代谢，才更有助于激发新摄入的水谷之气与天之清气结合，不断产生精气，储藏起来，为我所用。否卦上面清阳不升，头昏脑涨，中焦痞塞不通，导致上下阴阳隔离，上热下寒、上实下虚、摇摇欲坠，临床表现为高血压、脑梗死、中风先兆等。所以，调节脾胃的功能与大脑、大便的通畅对于养生是最基本的也是最重要的。浊气不降，清阳不升，则化生气血受阻，推动大肠的蠕动亦会受阻。

引申：筷子背后的"易之道"人们知多少？筷子不仅是中式餐桌上必备的餐具，也是象征中华文明的一种符号。经过长期的发展，筷子逐渐形成头圆尾方的外观，暗合"天圆地方"之意，方形为坤卦，圆形为乾卦。乾为天，民以食为天，由此而来。手拿筷柄，用筷头夹菜，坤在上乾在下，代表地天泰卦，和顺通达。筷子是两根，为何要称为一双？其实这也是太极和阴阳的理念，太极是一，阴阳是二；一就是二，二就是一；一中有二，合二为一。筷子，它是由两根组成，人们称之为一双。夹东西时一根主动，一根主静，合二为一；叉东西时，一分为二，加大间距，这样会更稳妥；当小宝宝还不会灵活运用手指分工的时候，还可以抓握筷子扒着饭吃，使用过程中，两根相互配合，一中有二，二者合一，突显一个"和"字，这是属于中国人的泰之道。

（2）水火既济与火水未济

《易经》中"既济"与"未济"两卦非常形象地说明了阴阳的平衡和分离状态，掌握了这两卦的意义就掌握了养生的基础，因为阴阳平衡是生命活力的根本。

既济卦（图6-16）：上坎下离，坎五行属水，离五行属火。火性炎热、向上，属阳；水性寒冷、向下，属阴。此卦中水居上，火居下，犹如生活中的用火烧水，则水得火用而不寒，火得水制而不燥。启示人们生活当中凡事都要恰到好处，才符合阴阳之道。例如烧水锅太小或水太少，下面生得火太大，貌似是"水火既济"，很快要大功告成了，实则因没有掌握好火候终将以失败告终。火得水制，水得火用，阴阳相合，互为制约，故曰"既济"，告诫为人处世的分寸之道。

未济卦（图6-17）：与"既济"卦刚好相反，上离下坎，火性炎上，今居上而愈向上；水性趋下，今居下而愈向下，火水不交，阴阳背道而驰，故曰"未济"，启示人们努力很重要，但方向更重要。有句话说"方向不对、努力白费"。好比在野外迷路了，想去南方，却错走向了北方，那就是背道而驰了。

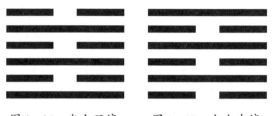

图6-16　水火既济　　图6-17　火水未济

　　"水火既济"是六十四卦中唯一一个六爻，阳居阳位、阴居阴位的别卦。象征着各得其位、各司其职的人生态度。仔细观察既济和未济两个卦象，既济卦里蕴含着未济卦，未济卦里蕴含着既济卦，在转念之间而已。从另一个层面又告诫人们，成功之时，切记在其位谋其职，不偏不倚才是正道。失败之时，只要辨明方向，努力前行，终将获得胜利。

　　如果用"象"思维来直观既济卦和未济卦：对比心肾二脏可知，心属火，藏神，本居上位；肾属水，藏精，本居下位。既济卦，上坎下离，肾水借助肾阳的推动力上济于心，心火借助肾水的肃降力下济于命门之火，两脏互相作用，互相制约，以维持正常的生理活动，也称之为"心肾相交"。未济卦上离下坎，虽各居本位，貌似正道，实则都放任自己的"天性"，肆意妄为，背离阴阳"和合"之道，也称之为"心肾不交"。如心火亢于上，不能下交于肾，或肾水不足，不能上济于心，可出现心悸怔忡、心烦、失眠多梦、五心烦热、眩晕耳鸣、腰膝酸软等症状。

　　如何有意识地调整心肾相交呢？实施方法参照以下两种：

①先叩齿36遍，再以舌搅上腭，漱津满口，名为"赤龙搅海"，分作三咽。如此九咽为一度，每日至少行三度，多则更益。此术简便易行，不拘场合，随处可做，但贵在坚持。②将舌抵上腭，久则津生满口，分多次咽下，使津液灌溉五脏，则火自降，脾胃功能得以强化，精力充沛，咽数以多为妙。

同时，亦可通过穿衣打扮、饮食起居来协助调整心肾相交。例如，长期失眠的高血压患者，在没有专业人士给予药物、针灸或耳疗等处理时，可建议患者选戴黑色帽子，闭目养神；或多甩甩手、跺跺脚，引火下行；居室减少大红大绿等艳丽的色彩，而是多选用黄色、白色、灰色等色系装饰；饮食上可每天吃六个核桃配三粒红枣等。

（3）地山谦与山地剥

谦卦（图6-18）：山在地下之象。从卦象上看，上卦为地，广大辽阔，承载万物，卦德是承载、包容和柔顺；下卦是山，高大雄伟，富含宝藏，内涵深邃，其卦德是静止、知止、节制、适可而止。同时，在精神修养方面，山在人们心目中占据重要地位。如果用山来比喻人，那么像大山一样的人是值得敬重的，人们经常说父爱如山，说明父爱像山一样伟大；人们敬重一个人品格高尚、学识渊博，就用高山仰止来形容，表示难以企及。大山本来在地上，是众人仰视的对象，但它却没有自高自大，而是将自身隐形于地面之下，根本看不出地面之下有山的存在，但山还是那座山，内涵没有发生丝毫变化。其中的寓意不难理解，就是提示人们为人处世要谦虚。

剥卦（图6-19）：地在山下，大自然之本象。从卦象看，仅有上九一个阳爻，其他五爻均为阴爻，是五个阴爻剥蚀一个阳爻的卦象。寓意是大山经过风吹雨淋、霜冻日晒等自然风化，山石脱落至山脚下变成大地的一部分。在为人处世方面提醒人们，做人如果张扬跋扈，锋芒毕露，必被"剥"！

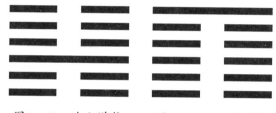

图6-18　地山谦卦　　　图6-19　山地剥卦

如果用"象"思维来直观，谦卦也似"一张口"之象，似口中有物，食欲良好，有胃气的存在。中医特别强调"有胃气则生，无胃气则死"，胃气就是人的元气，胃气就是有饥饿感，所以，保持旺盛的饥饿感是求生的先决条件。人只要有胃气在，才能运五谷，化精微，上输心肺，与天阳相结合，化生气血，濡养周身。剥卦则似一张濒临死亡边缘的"无神之口"。中医望诊很注重看神，现代很多人不节制口欲，所以没有真正意义上的饥饿感，柔软的腹部容易变成"一座山"——大肚子，容易长包块、肿瘤等阴成形之物。那么剥卦有没有逆转的可能呢？有，即努力将上九转变至初九，形成"复卦"；或将上九转变至九三，形成"谦卦"，这里蕴含的大道，值得每个人深思。

谦卦与剥卦结合中医理论主要阐述的就是养胃气之道，那如何养呢？给各位罗列几条：

①保持饥饿感，饭吃六七分。②营养不过盛，少食肥甘厚味之品。③不食寒凉之品，保持肚腹柔软。④晚餐少食或不食，胃不和则卧不安。⑤脾胃为后天之本，且行且珍惜。

（4）泽火革与火泽睽

革卦（图6-20）：泽上火下，双方激烈交锋，故为革，革为革命、改革、革故鼎新之意。自古以来，凡是改朝换代为的是黎民百姓，也就是革卦外悦而内明的，方为吉。凡是为了一己私欲而谋朝篡位的，方为凶。内明代表要站在"损己利人"的角度出发，如果为了"损人利己"则为凶，最后会呈现分道扬镳，老死不相往来的睽卦之象（一念之差而已）。

睽卦（图6-21）：火上泽下，双方背道而驰，关系恶劣。如何化解这样的僵局呢？例如，两口子意见不合，谁都不愿意将心比心，互不谦让，吵得面红目赤。事后，只有愿意站在对方的角度去理解问题，方有机会和睦相处（互卦：水火既济）。另外也告诫人们做事三（离三）心二（兑二）意的态度，往往都会事与愿违。

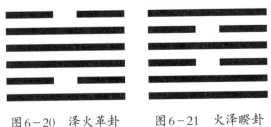

图6-20 泽火革卦　　图6-21 火泽睽卦

如果从"象"思维的角度来拓展，养生革身体：要喜悦地"革"。效仿自然让身体的阳气本自具足，达到"正气内存，邪不可干"的状态，喜悦地向内求。如果不遵循自然规律，仅想依靠各种"灵丹妙药"就达到养生的目的，那是背道地向外求，睽之象也。美容革皮肤：要从调养内部气血着手，心主血脉，其华在面，在志为喜，肺主一身之气，其华在毛合体在皮。所以美容最有效、最简单的方法就是"洗心革面"，让内心豁达、开明、喜悦，才会容光焕发、粉妆玉琢。

（5）水泽节

节卦（图6-22）：启示人们，做任何事都要有一个度，否则过犹不及。为人处世，更要自我把控，适可而止。千万不可率性而为，贪求过多。无节制的争夺和占有资源，是破坏人与人、人与自然关系的关键。老祖宗告诫人们：言语知节，则愆尤少；举动知节，则悔吝少；爱慕知节，则营求少；欢乐知节，则祸败少；饮食知节，则疾病少，这是对节卦最好的诠释。"言语知节，则愆尤少"是说：言多必失，要谨防祸从口出。曾国藩说："立身以不妄言为本。"尤其是从政的后三十年，他时刻自省，管住自己的嘴巴。无论对待同僚还是朋友，他说话都谨慎小心。清末政局动荡，权贵倒了一批又一批，曾国藩却始终不受牵连，反而创下了连升十级的奇迹。"举动知节，则悔吝少"是说：冲动是魔鬼。懂得克制自己的行为，不冲动行事，则少悔恨。相反，一个被情绪左右，行为无法自控的人，就如同一颗定时炸弹。发脾气是本能，能控制脾气是修养。拿破仑说：能控制好自己情绪的人，比拿下一座城池更伟大。"爱慕知节，则营求少"是说：再喜欢的东西也要克制自己，不要过分贪求。如果不加以节制，人心就会被欲望牵制，不断沦陷。古往今来，许多贪官污吏不节制欲望，不控制自己的贪婪，攫取巨额财富，到头来一场空。"欢乐知节，则祸败少"是说：乐极生悲，任何事都有两面性，祸福相依，太高兴的时候，往往蕴藏着危机。所以，这样的时候，不要得意忘形，一定要让自己清醒一点、冷静一点，避免大喜变大悲。"饮食知节，则疾病少"是说：一个人，不掌管好自己的饮食，就不可能有一个好的身体。药王孙思邈曾说："安身之本，必须于食。食当熟嚼，常学淡食。切忌：饮酒过多，饱食即卧。"现代科学也证明，饮食不节容易引发心脑血管疾病。

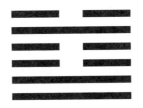

图6-22　水泽节卦

　　节卦：告诫人们，人生最重要的是自我管理。一个能学会自我约束的人，一定能主宰自己的命运，让人生达到更高的境界。

　　（6）山雷颐

　　颐卦（图6-23）：颐养天年。颐卦里面就是一个大坤卦，启示人们，效仿坤德，厚德载物就是最佳颐养之道。

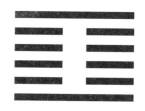

图6-23　山雷颐卦

颐卦的综卦仍然是自身，说明颐养之道，就在于守正，无论从哪个角度讲，只在一个"正"字上。颐卦，上艮下震，上卦艮为止，下卦震为动。现在试试看张嘴的时候上下颌谁在动？俨然一张活生生的"大嘴巴"。上嘴唇、下嘴唇，还有一排排整齐的牙齿，这个卦的形象简直可以说是活灵活现。

大多人想到嘴巴就会联想到"吃"。"吃"在中国是非常重要的文化之一，中国人见面就会说"您吃了吗"？说一个人受了委屈叫"吃亏"，一个人很受欢迎叫"吃香"，不受欢迎叫"不吃香"或"吃不开"，一个人受不了叫"吃不消"，不接受而拒绝的叫"不吃这套"。总之，中国文化中处处都能体现"吃"的文化。山雷颐卦，就是"吃"动、静之间的阴阳变化之道。

其一，要想身体吃得消，就必须做到当吃则吃，不当吃则不吃，要知道病从口入，学会管住嘴，知止。其二，要时常运动，达到颐养身心的目的，动、静结合要适度。其三，要想情志上心旷神怡、春风得意，就要笑口常开。颐卦不正是"开口笑"之象吗？但颐卦又不是大笑、狂笑、阴笑之象，而是标准的"笑露八齿"之象。看图取象，是《医画开天》的核心理念。养生不刻意，无为而至。

（7）天水讼与水天需

讼卦（图6-24）：上乾下坎，乾为刚健，坎为险陷。刚与险，健与险，彼此反对，定生争讼。一个内心险恶的人，在外面恣意妄为，必定要与人发生矛盾，这便产生了讼。或极具聪明但锋芒毕露，不懂得谦逊之道的人，也必将产生讼。如果有德高望重的大人物或者是一言九鼎的人出面调和，则可能会比较有利；如果不接受调和，要把讼进行到底，则可能会被拖入争讼的深渊，让事情变得更加复杂，双方都要承担巨大的物质和经济损失，正所谓"两虎相斗，两败俱伤"，终究是有凶险的。此卦里面蕴含着"风火家人"卦，如果大家都犹如家人一样，互相包容，退一步海阔天空，又何来争讼呢？

需卦（图6-25）：上坎下乾，以刚逢险，宜等待时机，不可冒失行动。需卦包含着养精蓄锐、忍耐等待、伺机而动的精神内涵，启示人们在处于弱势或逆境之时，为了将来的壮大乃至成功，应忍耐一时的困顿，从容冷静面对困境，趁机积极储备力量。只要给自己一点耐心，给自己足够的时间，时机一到，把握机遇，就能化逆境为顺境，化弱小为强大，马到而功成。当然，需卦所说的"忍耐等待"并不是消极的等待，而是在困境中积极进取，积蓄力量。

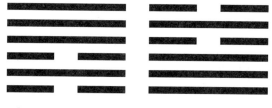

图6-24　天水讼卦　　　图6-25　水天需卦

讼卦和需卦从另一个层面也阐述了饮食之道。饮食的本质是生命的需求，是任何事物发展到一定程度之后都要面临的问题，用一个字来描述就是"需"。也就是需要一定的东西来滋养自己，才能生存下去。人和动物都要吃食物，植物要成长也需要"吃"东西，它们"吃"土壤或培养基里的养分，汽车要跑起来就得"吃"汽油、柴油或者液化气等能量物质。现代人谈饮食养生，常常偏离这个本质，不是在谈"需"（身体所需），而是在谈什么东西美味，什么东西好看，什么东西时髦，什么东西稀奇（欲望所需）。科学家的研究也表明，肥胖的人不是被饮食本身所吸引，而是被饮食的口感、色泽、气味等吸引，更难客观地评价正在吃着的东西对自身来说是不是真的有必要，于是增加了不必要的饮食，使身体更加胖起来，当然健康风险也随之增大。其实，越是健康的人越容易和食物建立健康的关系，是身体需要的东西就吃，不需要也就没兴致吃。同样，越不那么健康的人越容易和食物建立不怎么健康的关系，身体需要的东西未必喜欢吃，身体不那么需要的东西反而更喜欢吃。有人学习了一些中医知识，可能会提出反对意见，认为中医说"胃以喜为补"，人的身体比头脑要聪明，它自然就知道什么东西对自己有好处，身体缺什么就想吃什么，吃了想吃和喜欢吃的东西，就能"补"——对健康有好处。而现实生活中，某些肥胖的人还偏偏爱吃油腻的东西，偏偏爱吃热量高的食物，按"胃以喜为补"的理论，这种饮食偏好真的能对健康有好处？其实，这是对中医"胃以喜为补"这句话的误解，也是对《易经》"需"卦所讲的饮食之道的误解。中医讲"胃以喜为补"，实质上指的是真正"身体"所需，而不是"大脑"（欲望）所需。很多人搞不懂，这两者有什么区别？需卦的本质，搞清楚你的身体是不是处在短缺的状态，是不是真的需要这些能量。如果，身体很丰腴了，丰衣足食，四体不勤，还"吃"很多，自然就不合适了。最直观的就是厨房常见的一种调料"味精"，它是日本化学家从海带中分离出的谷氨酸，又进一步配制而成谷氨酸钠盐，它是一种鲜味剂，能让菜增加鲜美度，但是，仔细回想每每在外面大餐之后，是否会有口渴，特别想喝冷饮的欲望？这相当于中医六经辨证里面的阳明病证的状态了。试问，没有味精就不能烹饪出鲜美可口的佳肴了吗？它真的是身体所需吗？还是大脑的口腹之欲所需呢？

其实，这个道理用在生活的方方面面都是可行的，对饮食如此，对财富如此，对名利如此，对生命中存在的种种外在的东西都是如此，其根本是从内在去审视，看清楚是不是真的缺失这些东西，是向内求还是向外求？

（8）水风井

井卦（图6-26）：上坎下巽，木上有水，有以木桶汲取水资源之象。此处，以井喻君子，以井水喻美德。井水虽水量有限，不能大面积灌溉植被田地，但却取之不尽、用之不竭，能养人度日。生活中，想要井水清澈，就要定期清理底层的泥沙，以确保良性循环。启示我们在饮食资源相对充足的时候，面临的问题就是如何保证吃得有品质。比如井卦里讲"井泥不食"，井里面的水很浑浊，都是泥水，就不要吃了。这里面有两层意思，一层是食物本身不好就不要吃了，或将食物清理干净再吃；另一层意思是如果人们自身环境污浊（营养过剩或积食）就不要再过量摄入了，要及时清理疏通，否则，病从口入。

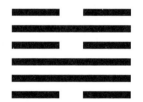

图6-26　水风井卦

井卦第一爻，爻辞是"初六：井泥不食，旧井无禽"。"象"中这样解释本爻："井泥不食"，下也；"旧井无禽"，时舍也。这里指出：废旧干枯的废井，全是污泥，不能提供饮用的水。完全是因为位置处在最下面，相当于井底部位，水中泥沙不断沉淀最后都淤积在这里，"连鸟雀都不来光顾"，反映出一种时过境迁、被世间万物所遗忘抛弃的凄凉遭遇。此爻特别提醒后人要注意自己是否旧习难改，自己有多久没有看书学习了，有多久没有自我反省了。人就像一口井一样，如果不定期清理，推陈出新，那就会日渐月染成为年久失修的旧井。

（9）火风鼎

鼎卦（图6-27）：上离下巽，为木上燃着火之表象，为烹饪之象；亦为燃木煮食，化生为熟，为除旧布新之象。鼎卦，象征革故鼎新，亨通之意。鼎卦位于革卦之后，"序卦"中这样分析道："革物者莫若鼎，故受之以鼎。"最能变革的事物是鼎。鼎在古代为炊煮之具，使生食变为熟食，没有比此更彻底的变革了，所以接着要谈鼎卦。鼎不但是煮食物的器皿，古代也将鼎看作代表君王权威与供养贤士的器皿。鼎上的花纹，有镇邪的作用，有时也将法律条文刻在鼎上，以显示法律的庄严。改朝换代后，新登位的君王的第一件工作就是铸鼎，颁布法律，以象征新朝代的开始，并表示吉祥，朝代改变也称作"革鼎"。

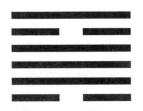

图6-27　火风鼎卦

鼎卦告诫人们，养生不要生食。根据考古学家的考证，中国烹饪历史是一个漫长的发展史。早期人类的生存靠较小的兽类和采集果实充饥维持生命，得到食物也不加工，都是生吃吞食。特别是兽类食物连毛带血一起吃，这个时期叫作

"茹毛饮血"时期。后来随着社会的发展人类有了进步，懂得扒皮去毛，采火烤熟吃。由低级文明向前迈进了一大步。现代人生活条件优越，反而热衷于生食，这是人类发展的进步还是倒退？现代孩童层出不穷、奇奇怪怪的过敏反应又错在谁？

《内经图》中的右下方画有一个坛子样的容器，容器上面有熊熊燃烧着的火焰，坛子左侧标有"丹鼎"二字。丹鼎的位置相当于人腹部靠近脊椎的最下端，此处要表达的是，正确的腹式呼吸就相当于鼓风机，可以激活命门之火，与腹部小肠之火共同持续地完成下焦的气化作用。

（10）火雷噬嗑

噬嗑卦（图6-28）：上离下震，犹如口中有物之象。所以，讲的还是"吃"的学问。警示我们，吃东西的时候，要专注，食不言寝不语。不要心事重重、不要暴跳如雷、不要过于激动、不要上蹿下跳，否则会有山石硬物梗死的危险，正如此卦隐藏的"水山蹇"卦之象，由此也引申为施用刑罚或想除去阻隔之物，必须要咬合嚼碎才能亨通顺利。

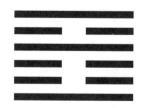

图6-28　火雷噬嗑

从"象思维"的角度，离为火为电、震为木为雷，闪电雷鸣，易击中花草树木、房屋建筑，动物以及人类等，所以古人看到这个现象会认为是老天在惩罚罪恶。由此也启示人们，在惩罚罪恶之徒时，必须要效仿雷电一样快、准、狠；如果不是罪恶之徒，就不能这么狠了。针对"小过"的，可以用雷电一样的气势做出警告，使其铭记于心、不敢再犯。临床针对酸麻胀痛，或咽喉气管有如"九四"爻那样梗塞之物的情况，常用火雷噬嗑卦，常常效如桴鼓，但有高血压或血小板减少的患者慎用。因为雷电交加，势不可当！

　　是故《易》者，象也；象也者，像也！

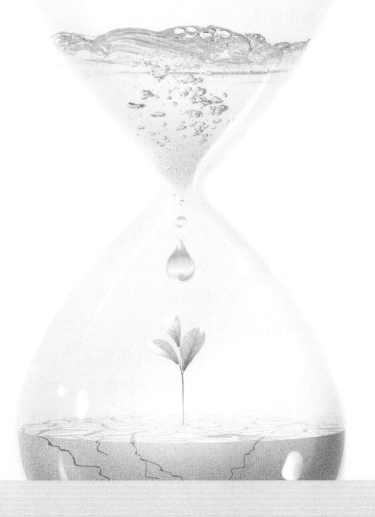

第七章

"易画"天地

　　"易画"源于"象"、取于"象"、用于"象"、成于"象"。本人敢大胆地说，它不是迷信，而是有待于大家与八卦耳疗团队共同去传承、汲取、创新的易道之产物。

　　"易"就有简易的意思，所以本人肤浅地用最简单的生活之"象"试图来诠释《易经》之道。用最具形象的图画来立卦之"象"，获取最强的信息、产生最大的能量、作用在靶点，方式极简，便于传播。

　　几千年来的中医文化其实早已浸透每个中国人的骨子里，习以为常的生活智慧处处都可以彰显，可是中医究竟该如何去传承和发展呢？

　　过去想要学习中医并不容易，主要靠"师带徒"或"父带子"的方式。很多小孩是在年幼的时候就被父母送到了师父跟前，不仅要上山采药、去药农药商那里收药、动手炮制药材，而且还要背诵中医启蒙的各类书籍，比如《药性赋》《中药四百味》《濒湖脉诀》《汤头歌诀》《雷公炮炙论》等，这些都是基本功。这个长期且枯燥的认药过程，就大约需要三五年；等到基本功扎实后会开始学习抓药、掌握各类中药的用量和配比等。当然背诵《黄帝内经》《伤寒论》《金匮要略》《医学启源》《脾胃论》《瘟疫论》这些常用医书也是必不可少的，又大约需要三五年，坚持不下去的就一批批被淘汰了。能一路走下来且有悟性的，就可以跟在师父身边端茶倒水、打扫卫生、抄方、把脉、跟诊。这个过程少则三五年，多则数十年。至于什么时候可以独立开诊，就看个人悟性与勤劳程度了，因为光有悟性还不够，还得勤奋好学、谦卑和善，学会为人处世。这是非常艰苦的学习过程，正是这样的学习过程才能诞生出那么多古代的名医名家。

今天，在高速运转的新时代，时间是最奢侈的东西，能否将中医简化，让大家花最少的时间入中医的门，面对"未病"和"已病"能够简单地思考和处理，达到事半功倍的效果是人们所追求的。

近年来，在党中央的大力支持下，中医尤其是中医外治疗法正在快速融入群众，为群众的身体康健助力。中医外治疗法的优势就是无侵入式、安全、高效、速学。本书阐述的"易画"源于生活之"象"，例如被烫伤，局部红肿热痛，这个"象"就归属于八卦的离卦（火之象）。如何解除此象？可在局部画上坎卦卦象或其先天八卦数（凉水之象）即可快速降温消炎，此法取于生活之"象"（烫伤急救处理就是用凉水快速降温）。再例如腹泻，源于生活之"象"，似水龙头损坏关不住水，治疗取于生活之"象"，去关住水龙头（山天大畜——止住大肠腹泻）。这样的"象"思维是不是简单到让人自我怀疑？假设，作为中国人，即使是小学的孩子都能运用"象"思维，随时"画个图像"来解决肚子痛、感冒、咳嗽、积食、腹泻、扭伤等常见问题，那中医传承和发展的辉煌时期就指日可待了！

　　看到这里，很多人会把目光投射到神奇且古老的祝由术上，其实祝由术本就是中国古文化的非物质文化遗产，祝由科的内容极为丰富，在古时候缺医少药，以图示意，以咒代药，以符接通信息是最简单的医疗保健方法。这是古人发现的一种人与宇宙相沟通的能量符号，掌握了这种神秘的能量符号，就可以定向调动宇宙场，为人类身心健康服务。这些符图连接了古代医家的高维信息，是宇宙中的信息符号，是人与宇宙能量交换的开关。"同气相求"，开关一打开，宇宙能量就会定向性的找寻到患者病灶。祝由术是在《黄帝内经》成书之前，上古真人治病的方法，最早记录在《黄帝内经》第十三章，在孙思邈《千金翼方》中也有记载。而祝由进入官方医学的历史从隋代开始，位于太医院大方脉科、诸风科、疮肿科、砭针科等之后的第十三科，被历代官方或民间使用，数千年来传递不衰，连绵不绝，可见其乃是中华民族古代文化中的一枝奇葩。它到底科不科学，现将从民间收集到的几个祝由术从《易经》的角度，运用"象"思维来剖析给大家，由大家定夺：

　　（1）鱼刺：碗装水，用筷子在碗上架个"十"字，然后在四个角顺时针喝四口水。何解？从《易经》角度来诠释，这就是"雷水解"。震为雷，先天八卦数为"四"（四口）；坎（☵）为水，卦象正是口中有物梗塞之象；顺时针而不是逆时针正是补足阳气，增强推动功能，所以方能奏效。

（2）腮腺炎：在脸上局部用黑色画上圈，里面写上"虎"。何解？从《易经》角度来诠释，这就是"水火既济""山泽通气"。黑色为水，画在炎症（火）局部，正是取其消炎镇痛之象；画个圈，限制其扩散，"止"之意；写上"虎"，左青龙，右白虎，虎为酉时西方兑，"山泽通气"之意。当然，"虎"字用什么颜色，前辈们没有强调，若用黑色可否？腮腺炎为口腔疾病，归属于兑卦，其色为白，用黑色正好"实者泻之"，妙！若用白色可否？白色为口腔当卦颜色，口腔发炎为离卦之象，相当于"泽火革"，革故鼎新之意，更是妙！妙！妙！

　　神秘的东西，其实参透了就变得浅显易懂，令人茅塞顿开。民间的这些古疗法，原创者一定是对《易经》的象、数、理了如指掌的，才会运用得游刃有余，如鱼得水。后世的使用者、传播者未必都是熟知《易经》的，他们可能只是虔诚地模仿，虽然知其然但不知其所以然，只因为对流传下来的古法深信不疑，使用时就有象、数、理最朴实的力量。若是使用者对古法背后的象、数、理能深刻理解，加之使用者的信念，其力量就会被无限放大。

　　八卦耳疗之"易画"并非源自祝由术，是在《易经》"象"思维的探索中无意间与祝由术有了点神似，但万法归宗，一法通则万法皆可用之。

　　想要真正的传承和发展中医，最终都要通向一个方向——"道"。它是中医之根脉。说到"道"，大家可能会觉得虚、觉得空，事实上"道"虽然是看不见摸不着的，但却是真实存在的，生活中无处不在。比如空气，谁能看见？谁能抓得着？但它存在的事实是世界公认的。道理、道理，"道"就是理。道理很简单，可真正能静下心来，从生活之"象"中去领悟"道"的真理，毕竟是少数中的少数，但未来可期！

作为《八卦耳疗》的主编，本人向来倡导《易经》的"象"思维，不仅仅是用在耳朵上，而是要学会法无定法，融会贯通。"天地与我并生，而万物与我为一"！

八卦耳疗之"易画"疗法，主要讲授的是八卦画"象"疗法，把"象"思维的医理思想衍变到极致，借助《易经》八卦及六十四卦的取象，大胆创新易医思路，做到"易学、易懂、易用"！"易画"疗法经过八卦耳疗团队长期大量临床实践、验证、总结，确有奇效，现终于出版发行，与公众见面！

一、卦"象"解析

因《易经》中八经卦和六十四别卦内容繁多，现选取一部分临床常用卦象进行解析，望能帮助大家开拓"象"之思维。

1. 离卦 ☲

【卦象】离中虚，以火为表征，像"火红的太阳""暖洋洋的景象""大火球""闪电""火气大"等。

【主治】头面疾病、心脏疾病、血液疾病、眼疾、畏寒肢冷、抑郁症等。

临床使用时可直接在相应部位画上"离中虚"卦象，红色效佳；或写上其先天八卦数"3"；或直接取"太阳之象"作用局部或相应区域，操作简单，易于模仿。

【注意】对于血出不止、高血压、失眠、狂躁等病症慎用。

2. 震卦 ☳

【卦象】震仰盂，以雷为表征。雷声震动，震惊鸣叫，像"打雷""春雷""噪音""多动""抽筋""雷的爆发力、穿透力和破坏力"。

【主治】肝胆疾病、肠道疾病、筋骨疾病及肝郁气滞等。

临床使用时可在相应部位画上"震仰盂"卦象，绿色效佳；或写上其先天八卦数"4"；或直接取"雷电之象"作用局部或相应区域。

【注意】对于血气虚弱及久病、慢性病的患者慎用，或配取适宜卦象方可使用。

3. 水天需 ䷄

【卦象】上坎下乾。水往下流，天气向上升，能够互相感应。像"天上下雨""天空乌云密布""天寒地冻""头被雨淋（乾为头，坎为水）""父亲头上有病（乾为父、坎为险）""满头雾水""大肠有病""灌肠（往大肠灌水）"等。

【主治】便秘、腰背疼痛、高热等。

临床使用时可在相应部位画上"水天需"卦象，上黑下白效佳；或写上其先天八卦数"6和1"；或直接取"水之象"作用在骨骼、头部、腹部大肠区域或相应区域。

【注意】对于寒性体质、腹泻等患者慎用，或配取适宜卦象方可使用。

4. 山风蛊 ䷑

【卦象】上艮下巽。山下有风，风被山阻止不流通，空气闭塞。像"山下刮风""风湿性关节炎（艮为关节）""胆结石""胃胀气""神经受压迫""镇压嗡嗡叫的蚊子"等。

【主治】四肢风痛、多动症、痛风、风疹、驱蚊等。

临床使用时可在相应部位画上"山风蛊"卦象，上黄下绿效佳，或写上其先天八卦数"7和5"，或直接取"山之象""风之象"作用在风湿痹证患处或相应防蚊区域，蚊子多、树木多的地方，山可以画大些、风可以画小些。

【注意】对于抑郁、自闭、精神类等患者慎用，或配取适宜卦象方可使用。

5. 火雷噬嗑 ䷔

【卦象】上离下震。火得木生，电闪雷鸣。表示吃而合之，嚼碎口中之物，有口福，人脾气大，易激动，像"红光满面的长男""电闪雷鸣""暴跳如雷""晴天霹雳""性急暴躁""肝火上亢""咽喉异物梗塞"等。

【主治】梅核气、甲状腺结节、中风面瘫、舌僵不语等。

临床使用时可在相应部位画上"火雷噬嗑"卦象，上红下绿效佳，或写上其先天八卦数"3"和"4"，或直接取"火之象""雷之象"作用在局部或相应区域。

【注意】对于虚火上越、情绪激动、血压飙升等患者慎用，或配取适宜卦象方可使用。

6. 山地剥 ䷖

【卦象】上艮下坤。高山附地，高附于卑，刚阳剥落。表示剥掉，损伤，另有下肢疲软无力摔伤之象。像"居高临下""胃息肉（胃里长肉）""胃癌（胃气将绝）"等。

【主治】青春痘、痤疮、肥胖、闭经、肿瘤、结石等。

临床使用时可在相应部位画上"山地剥"卦象，上下皆黄效佳，或写上其先天八卦数"7"和"8"，或直接取"山被剥离之象"作用在局部或相应区域。

【注意】对于胃气虚弱、大病初愈等患者慎用，或配取适宜卦象方可使用。

二、案例展示

【特别申明】以下所有展示的"易画"案例均为临床真实有效，绝不妄言。

【温馨提示】此书的顺利出版，将面对大众，考虑到阅读此书的朋友们，对《易经》的解读不尽相同，尤其是没有把"象"思维恰如其分地运用在临床，只是照搬套用，使用过程中难免出现偏颇。所以本书的所有案例中特意没有做详细分解，以展示为主。相信对《易经》八经卦以及六十四别卦的"象"思维有一定了解和在临床中运用过的朋友们，本书所述"易画"会带给您意外的惊喜与收获。

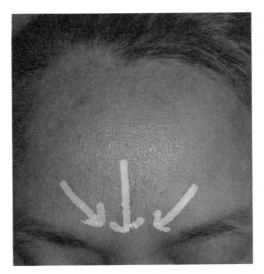

图7-1 失眠

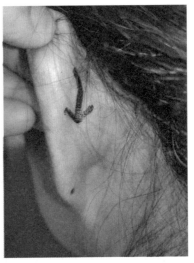

图7-2 高血压

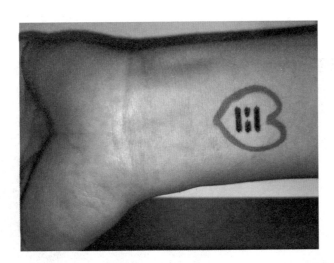

图7-3 心慌

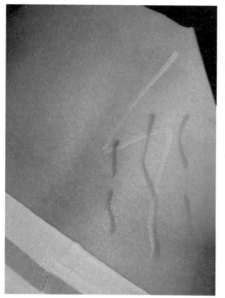

图7-4　腰痛

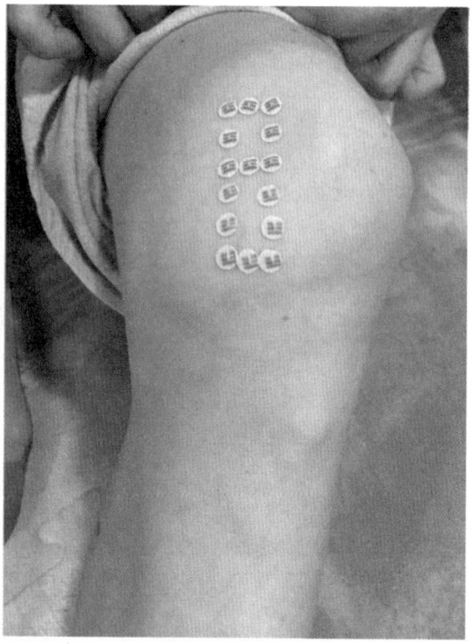

图7-5　关节炎

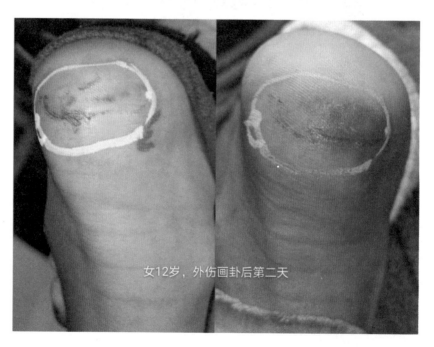

女12岁，外伤画卦后第二天

图7-6　外伤

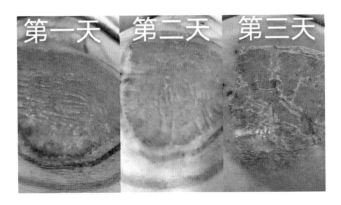

图7-7 烫伤

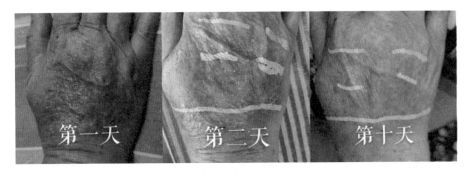

图7-8 多年皮肤顽疾

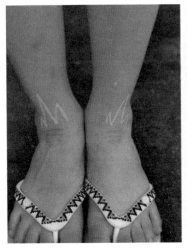

图7-9 防蚊卦

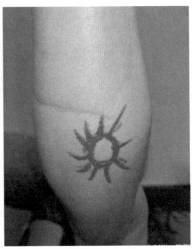

图7-10 抽筋

后 记

招之即来，来之能战，战之能胜

2018年，博学多才的李慧医师加入最美的生命义诊队（现更名为慧生利乐根源义诊队），她坚毅果决，吃苦勤劳，一直是义诊队里冲在一线、日诊数十人的义诊标兵。后来，为了能在义诊所到之处，留下未来持续服务当地的火种，义诊队员白天义诊，晚上开设夜校，对当地百姓进行中医义教。李慧医师勇挑大梁，在义教的阵地上勇当先锋，招之能来，来之能战，战之能胜，通过义诊为当地培养了众多人才，让未来可期，大有星星之火燎原之势。

正所谓"法布施得智慧"，数年来一直扑在临床，义诊义教、从未间断过的李慧医师，人如其名，越来越聪颖智慧。她在医术上疗效越来越好，而对医术的理解则是更加融会贯通，并已返璞归真，直指核心。这一点，本人在不断跟随李慧医师线下面授班学习的过程中，总有新的收获，此即是力证。

此书的付梓，就是李慧医师医学造诣的真实呈现，也是义诊义教多年心得的升华与结晶。希望此书的出版，能以另一种方式，造福更多读者，让更多人从书中所说的象思维层面、信息能量层面、色彩层面等最根本的角度，理解八卦耳疗高级心法。本书所述医术拥有简、便、廉、验的突出特点，从而可以进一步帮助所有八卦耳疗的实践者、爱好者和支持者，不断提升临床疗效。就如金庸著作中的萧峰一样，在掌握了返璞归真的心法后，随便一招属于入门功夫的太祖长拳，就能打败武林高手。

不忘初心，方得始终。义诊队员推广中医，也是希望更多的人获得健康，可所谓中医源于生活，终究还要寓于生活，归于生活。《医画开天——八卦耳疗解密》一书是使医学诊疗逐渐回归本真的全过程的展示。以致百姓从日用不知至全民皆医、处处皆医、天下无医，以实现了"只愿少怀老安，何妨我架上药生尘埃"。

最后，用慧生利乐根源义诊队队歌送给所有读者，一起共勉：

慧生中医薪火传，

利乐苍生世人赞，

三千灾疾苦，

不问难不难，

不问难不难，

口诵那百代经卷，

脚踏那万里江山，

只愿少怀老安，

何妨我架上药生尘埃，

义存心，

消疾患，

寿康喜永相伴。

刘晓伟于潮州利乐根源

2022年3月26日

传承易医思维

汲取古人智慧

创造中医新法

主要参考书目

1.潘毅《寻回中医失落的元神》第一版，广东科技出版社，2013年。

2.王树人《回归原创之思》第一版，江苏人民出版社，2005年。

3.曹奇 路玫《以象释医》第一版，人民卫生出版社，2017年。

4.李定《符号学视野下的易学》第一版，华南理工大学出版社，2017年。

5.尹真人高弟《性命圭旨》，中央编译出版社。

6.唐颐《图解内经图》第一版，陕西师范大学出版社，2010年。

7.漆浩《医、巫与气功》第一版，人民体育出版社，1990年。

8.刘晓河《中华奇功》第一版，学苑出版社，1988年。

9.王红旗《神秘的星宿文化和游戏》第一版，解放军文艺出版社，1991年。